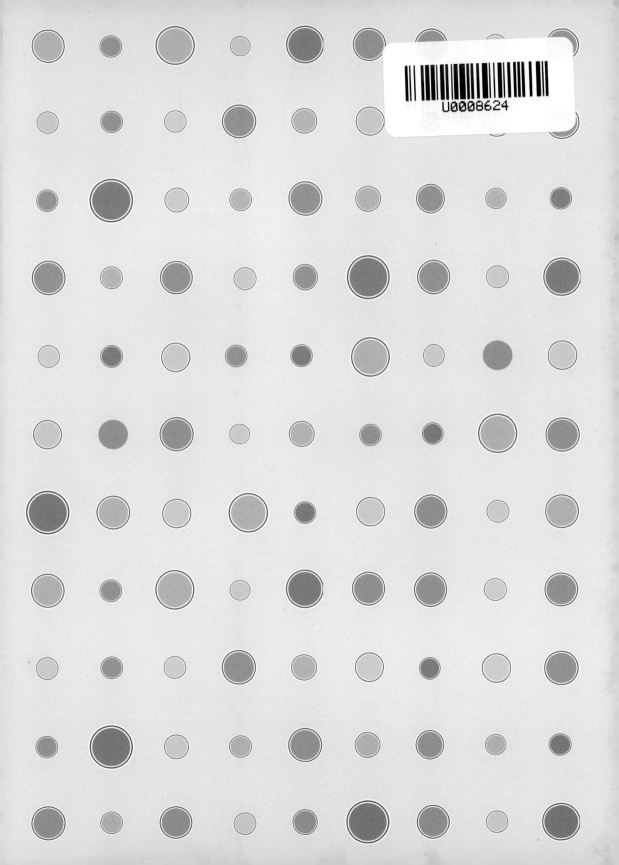

一本專為**中重度肥胖**或**嚴重糖尿病者**量身訂做的健康處方

甩油減糖
健康不復胖
診治&飲食全書

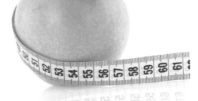

總策劃 ■ **林明燦**／臺大醫院副院長
作者群 ■ **楊博仁**／臺大醫院體重管理暨代謝手術中心副執行長
　　　　李佩玲／臺大醫院睡眠中心主任
　　　　林明澤／臺大醫院內科部兼任主治醫師
　　　　戴浩志／臺大醫院整形外科主任
　　　　鄭金寶／臺大醫院營養室主任
　　　　賴聖如／臺大醫院營養室營養師

目 錄 CONTENTS

第一章　揭開肥胖的病態真相

第四章　各種減重及代謝性手術的比較

目 錄 CONTENTS

第七章　大量減重後如何重塑美好身型？

第八章　接受減重及代謝性手術的個案分享

第九章　手術後的飲食原則

166 手術後的飲食計畫

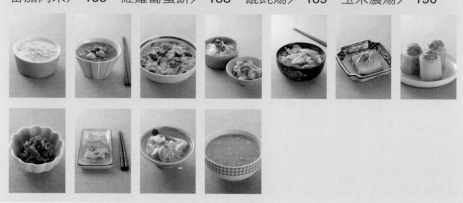

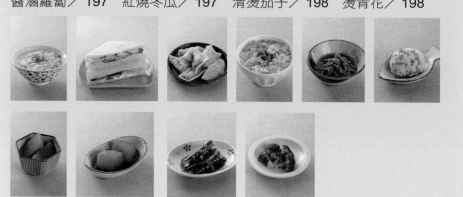

第十章　遠離復胖的營養健康關鍵

避免復胖三餐飲食（3 日示範）

	早餐	午餐	晚餐
DAY 1 755 卡／天	茶葉蛋＋芝麻燕麥奶／ 214	白酒蛤蜊義大利麵＋蔬果冷沙拉／ 216	南瓜五穀飯＋涼拌彩椒＋鹽烤鯖魚＋蒜香地瓜葉／ 218
DAY 2 828 卡／天	蔬食三明治＋低脂牛奶／ 220	野菜拉麵＋綜合果汁／ 222	絲瓜燉黃豆飯＋烤肉片＋奇異果／ 224
DAY 3 824 卡／天	小魚飯＋豆漿／ 226	蕎麥涼麵＋味噌湯＋芭樂／ 228	火鍋冬粉＋番茄／ 231

減重手術是成熟安全的體重控制方式，可拯救健康，恢復生活品質

陳維昭

（臺灣大學前校長、臺大醫學院名譽教授、
社團法人國家生技醫療產業策進會會長）

　　肥胖是現代人的文明病，據統計，目前台灣約有一半的男性、三分之一的女性及四分之一的兒童有體重過重的問題，而且數量仍逐年持續增加。肥胖除了造成身體外觀的改變外，還會引起許多健康的問題，影響生活品質，甚至危及生命，國人十大死因的每一項均或多或少與肥胖有關。

　　國民健康署在 2012 年指出台灣每年花在肥胖相關的醫療支出超過新台幣 250 億，而周邊的花費更是每年上看 500 億，無庸置疑，減重已經是目前大家最關心的健康議題及全民運動。

　　體重控制一般是從飲食、運動及生活習慣調整著手，如果效果不好再加上藥物及行為治療，但針對重度肥胖病人，目前研究發現只有減重手術才能長期有效的控制體重不復胖。

　　早在 1950 年代，美國就開始使用外科手術治療肥胖，早期多是施行胃腸繞道手術，利用減少吸收來降低體重，但併發症不少。1980 年，美國減重手術之父梅森醫師發表了胃隔間手術後，減重手術才成為比較安全的治療方式。台灣的減重手術起步很早，臺大陳楷模教授在 1981 年，於臺大醫院成功施行了亞洲第一例的胃隔間手

術，開啟了台灣減重手術在亞洲的領導地位，後來隨著腹腔鏡技術的應用，傷口小、恢復快，使得減重手術成為更成熟又安全的體重控制方式。

減重手術除了可以減少體重外，近年來胃腸外科一項重大的發現是，手術還可以治療第二型糖尿病，可以讓糖尿患者有機會不用吃藥、打針，就可以控制血糖，大幅改善健康及生活品質。

台灣每年約有近 3000 人藉由手術治療肥胖或糖尿病，但目前有許多種不同的手術方式，各有優缺點，不是所有的人都適用，且需長期接受追蹤治療，才能有效維持健康，並非開完刀什麼事情都不做，就可以一勞永逸。

林明燦副院長是營養、減重及微創手術的權威，他有感於民眾常對減重及糖尿病手術存在一些不正確的恐懼和迷思，加上目前市面上尚缺真正針對一般民眾提供正確知識的減重及糖尿病手術書籍，因此率領了臺大醫院減重手術新秀楊博仁醫師、睡眠中心李佩玲主任及林明澤醫師、整形外科戴浩志主任和營養部鄭金寶主任及賴聖如營養師，共同完成這本《甩油減糖健康不復胖診治 & 飲食全書》，針對國人對減重及糖尿病手術可能遇到的各種問題，提供最完整的介紹，並針對接受手術後病友最常遇到的飲食問題，提供了許多最適合台灣多元飲食文化的食譜及建議，書中更提供了多個真實案例，讓讀者可以藉由個案的實際情況，了解手術的好處及可能遭遇的問題，是一本專門為中重度肥胖或嚴重糖尿病病友及家屬量身訂做的健康處方，誠摯地推薦給大家。

減重手術是成熟安全的體重控制方式，可拯救健康，恢復生活品質

擊退肥胖

楊泮池（臺灣大學校長）

近年十大死因約有六成與肥胖有關，如部分惡性腫瘤（如：大腸癌、乳癌、子宮內膜癌等）、心血管疾病、高血壓性疾病、糖尿病、中風等，都與「肥」脫離不了關係，也就是說，死亡率風險會隨著身體質量指數（BMI）增加而顯著增加。

台灣成人體重過重與肥胖的比例，隨著年齡增加，在 50 ～ 60 歲達到高峰，坊間減肥方法很多，無奇不有，研究也顯示，減肥經驗越是豐富者，越容易復胖。

「適量飲食、多運動」是減重不二法門，減重手術即減少胃、腸道的容積及進食量，可提供胃口超好、食量較大的朋友們一個思考方向，但這需要良好的醫療團隊量身訂作，專屬個人醫療。

林明燦教授及其醫療團隊針對病態性肥胖提供各種診治與營養照護的資訊，包括各種減重手術的術前評估、手術的優缺點比較、術後恢復常見的各種問題，更有可以幫助維持體態的食譜介紹。

本書提供減肥領域另一種不同的思維，可供病友在決定採用減肥手術前進行了解，並可與醫護團隊有更進一步的溝通語言。

BMI 越高，健康風險越大

張上淳（臺大醫學院院長）

衛生福利部（原衛生署）每年都會公布國內的十大死因，近年來的十大死因中約有六成與肥胖有關，如部分的惡性腫瘤（例如：大腸癌、乳癌、子宮內膜癌等）、心血管疾病、高血壓性疾病、糖尿病、中風等，都和「肥胖」脫不了關係，也就是說，死亡風險會隨著身體質量指數（BMI）增加而增加。

研究顯示，當 BMI 值超過 25 時，BMI 數值每增加 1，相對死亡風險（relative mortality risk from all causes）便增加 9%。雖然也有部分研究顯示，BMI 較高的病人，存活率也較高；但是縱觀古今，長壽的人瑞卻鮮少是肥肥的胖子。體重合格者確實較少生病，因此，在國外，體重在理想範圍者，所繳交的醫療保險費用也相對較低，因為保險公司認為這群人生病的風險低，也較為健康。

台灣曾進行過肥胖盛行率調查，成人體重過重及肥胖的盛行率分別為 23% 及 4%，顯示台灣成人體重過重與肥胖的比例仍然很高，因此，想要減肥的人口相當眾多。

坊間減肥方法很多，舉凡阿金減肥法、代餐法、蟲寶寶糞便法、節食法等等，無奇不有，有些方法令人瞠目結舌、望而卻步。研究也顯示，減肥不當，不但容易復胖，甚至會造成越減越肥的狀況。

「少吃多運動，什麼攏免講」是減重的不二法門，減重手術則

提供胃口超好、食量較大、嘴巴停不了的朋友們一個思考的方向。經由手術方式減少胃、腸道的容積，以減少進食量，進而達到減重的目的。當然，要採取何種減重方法需要與醫師好好討論，能有良好的醫療團隊為您量身訂做一個專屬的個人減重方式，則是更為理想的模式。

建議在您考慮是否採用減重手術以前，不妨先一探本書，相信必可協助您與醫護團隊有更進一步的溝通，臺大醫療團隊以深入淺出的方式，帶領您了解減重手術的各個面向。

減重「夯」選擇──減重手術

黃冠棠（臺大醫院院長）

台灣地區十大死亡原因，其中超過 60% 和飲食有關，超過 50% 與肥胖有關，肥胖顯然是最熱門的國病之一，舉凡心血管相關疾病、代謝症候群、糖尿病、高脂血症及部分癌病都和肥胖息息相關，而坊間關於減重的書籍、減肥的方法琳琅滿目，令人無所適從。

近年來，減重有了另一更夯的選擇──減重手術。對於手術介入後的明顯減重及血糖控制成效，常常是令人蠢蠢欲動、躍躍欲試的原因，但手術畢竟屬於侵入性的治療方式，難免令有需要的人猶豫再三。

減重手術的手術方式有胃袖狀切除、胃繞道、可調式胃束帶、胃內水球、胃隔間、膽胰繞道、胃摺疊、胃束帶摺疊、十二指腸空腸繞道加胃袖狀切除及機器手臂輔助手術等，其中有的被新的手術方式取代，有的因為減重效果不如預期而被淘汰……，您適合哪一種呢？光依靠網路資訊，總有種霧裡看花，霧煞煞的感覺！

想嘗試減重手術的朋友有福了，感謝由林明燦副院長領導的楊博仁減重手術專業團隊，藉由手術前身體評估，告訴您為什麼會胖、肥胖對健康的威脅、各種不同手術方法優缺點比較、術後容易發生的併發症、手術後會遇到的營養問題、未來不復胖的好方法等精闢的分析，讓您可以先一窺究竟，揭開減肥手術的神祕面紗。

本書除了臺大醫院減肥手術主刀楊博仁醫師以外，特別邀請內科睡眠中止症專家李佩玲醫師分析肥胖影響睡眠及呼吸障礙的原因，並告訴您如何處置。

　　許多人很難啟齒的問題，術後要如何美美的變苗條，避免鬆弛的「皮」及紋路產生？整型外科翹楚戴浩志醫師，在書中也都有完整的說明。

　　此外，減重過程要兼顧健康，營養師是不可缺少的角色，本書的飲食部分由國內減肥最專業的營養師鄭金寶主任告訴您不復胖的祕密，以及通往苗條身材的通關密語，至於這個密語是什麼，就像藏寶圖，等您親自到書中挖寶喔！

　　本書後半部更有精美食譜及營養師提供的營養小技巧，提供您選擇不致胖食物的方法。專業的食譜照片絕對是本書畫龍點睛最精彩的一部分，低熱量餐點竟然可以如此誘人、如此吸睛！完全顛覆您的想法，這本書絕對值得您收藏，更值得我推薦。

打敗新國病，喚回健康新人生

林明燦（臺大醫院副院長）

　　肥胖是現代的文明病，根據統計，現在台灣有超過三分之一以上的人口都有體重過重或肥胖的問題，可說是台灣的新「國病」，而伴隨肥胖而來的糖尿病、高血壓、高血脂、中風及心血管病變等疾病，更是健康的一大殺手，因此如何有效地控制體重，是當今醫界的一大挑戰。

　　肥胖的治療，一般開始是以飲食、運動等生活習慣的調整為主，再視情況以藥物或行為治療加以輔助。但遺憾的是，隨著中重度肥胖人口的快速增加，上述方法通常很難持久，而且很容易復胖，更可怕的是會有所謂的「溜溜球效應」，也就是復胖後的體重通常會比減肥前來得更重，因此病患很容易灰心挫折而自暴自棄，針對這一類中重度肥胖的病友，目前醫界證實只有減重手術才能長期有效控制體重，並改善因肥胖所造成的健康問題。

　　糖尿病的人口在近年來急遽增加，世界衛生組織的資料顯示目前世界上約有1億9千萬人患有糖尿病，而據估計，到2025年全球會有3億3千萬名病患有血糖問題，其中絕大多數為第二型糖尿病。

　　糖尿病會引發許多神經血管的病變，造成失明、洗腎、神經感覺異常及心肌梗塞、傷口癒合不良、截肢等嚴重危害。傳統的糖尿病治療只能以飲食、運動、口服降血糖藥或施打胰島素等方式來控

制血糖，延緩併發症發生的時間。幸運的是，隨著醫學的進步，近年來醫界已經證實胃腸道手術可以有效控制血糖，可以讓大多數的第二型糖尿病患者在手術後不再需要吃藥或打針，就可以維持良好的血糖濃度。

但不是所有的中重度肥胖或糖尿病病友都適合接受手術治療，目前有許多減重及糖尿病手術治療方式，每一種都各有優缺點及可能的併發症，因此需要良好的手術前評估及了解，才能選擇最適合的治療方式；此外，手術後伴隨而來的飲食、體型及生活型態的劇烈改變，更是需要病患及親友的良好配合及長期追蹤，才能重獲新生，健康久久。

本書針對各種減重及糖尿病手術可能遇到的問題，從肥胖的介紹、術前評估、各種手術優缺點、住院手術細節，到術後的長期追蹤及重塑美好身型等，做一深入淺出的整體介紹，同時更針對手術後病友最常遇到的飲食問題，提供許多實用的建議及範例，而書裡提供的六則實際案例，更可讓讀者身歷其境地了解手術的好處及各種可能遇到的問題，是目前市面上對減重及糖尿病手術介紹最完整的書籍。

本書特別感謝楊博仁醫師及賴聖如營養師的奔走及努力，他們兩位無疑是本書誕生的最大功臣，同時也要感謝李佩玲主任、林明澤醫師、戴浩志主任及鄭金寶主任的賜稿，以及臺大醫院代謝暨體重控制中心所有成員的幫忙。最後，更要謝謝原水文化的支持，讓本書得以付梓出版。希望藉由本書的問世，讓所有中重度肥胖及嚴重糖尿病的病友都能健康地甩油、減糖、不復胖。

揭開肥胖的病態真相

文／楊博仁・林明燦

「肥胖」可以說是現代人最重要的健康課題。隨著飲食和生活型態的改變,現代人吃得多、動得少,每天攝取的食物熱量遠大於身體活動所需,導致肥胖人口在近幾年快速成長。

根據統計,台灣有 1/2 的男性和 1/3 的女性都有過重或肥胖的問題。肥胖除了會引起體型的改變外,更重要的是會引起許許多多危害健康的疾病與縮短壽命,因此正確地認識肥胖、了解肥胖對健康的危害,進而有效戰勝肥胖,是現代人不可不面對的健康課題。

「肥胖」的定義

肥胖的定義隨著人種和地域的不同而有所差異，目前世界衛生組織（World Health Organization，WHO）建議以身體質量指數（Body mass index，BMI）作為體重過重和肥胖的標準。台灣衛生福利部根據國人健康情況，定義台灣人的體重標準如下表。

衛福部定義之台灣人的體重標準值	
BMI 值	**體重標準**
BMI<18.5	過輕
18.5 ≦ BMI<24	標準
24 ≦ BMI<27	過重
27 ≦ BMI<30	輕度肥胖
30 ≦ BMI<35	中度肥胖
35 ≦ BMI<40	重度肥胖
BMI ≧ 40	病態性肥胖

BMI（身體質量指數）的計算法

身體質量指數（BMI）= 體重（公斤）/ 身高（公尺）平方

例如：

林小姐身高 162 公分（1.62 公尺），體重 98 公斤。

BMI=98/1.62^2=37.3

以台灣人的標準，林小姐的體重屬於**重度肥胖**。

測量肥胖的方法

　　測量肥胖的方法，除了計算 BMI 值外，還可以透過腰圍及體脂肪的測量來評估是否有體重過重的問題。

◎ 腰圍量測法

　　有研究發現，腹部脂肪一旦堆積過多時，就會對身體健康造成危害。醫界普遍建議，當男性腰圍大於 90 公分（35.5 吋），女性腰圍大於 80 公分（31.5 吋），即表示已經達到「肥胖」的標準，應該注意體重的控制。至於符合健康的標準腰圍為何？目前，醫界只有定義正常的上限，並沒有下限（**請參見第 24 頁**）。

◎ 體脂肪比率法

　　人體脂肪所占身體的比率可以藉由電阻式體脂計來進行大略的量測。一般而言，男性正常的體脂肪約占 15 ～ 20％，女性約 25 ～ 30％，如果男性體脂肪超過 25％、女性超過 30％，即可稱為「肥胖」。

正確測量腰圍的方法

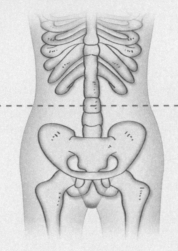

肋骨下緣

腸骨上緣 ----------------→ 腹部中線

步驟 1	• 輕鬆站立。 • 雙腳張開 30 公分左右，平均分配體重於雙腳。 • 雙手自然下垂。
步驟 2	• 拉開腰部的衣物，將測量皮尺貼著皮膚（非用力圈緊），繞過肋骨下緣與兩側腸骨上緣中間的腰腹部（請參見上圖）。 • 測量時，皮尺要與地面保持水平。
步驟 3	• 保持正常呼吸。 • 待吐氣結束時，再量取腰圍尺寸。

健康的體脂肪比率

健康**女性**應符合 →	•18.5 ≦ BMI<24 • 腰圍：小於 80 公分 • 體脂肪：25 ～ 30%
健康**男性**應符合 →	•18.5 ≦ BMI<24 • 腰圍：小於 90 公分 • 體脂肪：15 ～ 20%

揭開肥胖的病態真相

肥胖正嚴重威脅我們的健康

　　人類出現在地球上已經好幾百萬年，在過去，食物取得不易，需要耗費大量體力才能夠獲得足以餬口的食物，因此，「體重過重」在人類的歷史裡從來不是個問題，相反地，人類還漸漸演化出可以儲存能量的肥胖基因，以利在食物缺乏的情況下仍可存活下來。

　　但在過去幾十年之中，人類的生活發生重大改變，大量食物取得容易，加上生活型態從以前的狩獵、畜牧、農業快速轉變成以工商和服務業為主，活動力大幅減少，因此肥胖人口在近年來呈現直線上升。

◎ 病態性肥胖的人口比例大幅度成長

　　以美國為例，在 1980 年時，全美只有不到 15％的人有肥胖問題，但到了 2013 年時已經有 25 ～ 30％的人口屬於肥胖，而其中病態性肥胖人口的比率更是增加迅速，在 30 年前，只有 1.4％的人 BMI 大於 40，但今天全美有 6.3％的人屬於病態性肥胖，大幅成長了 350％。

　　隨著飲食及生活型態的西化，台灣人的體型和歐美國家的人越來越像，根據衛生福利部在 2012 年的報告指出，台灣是亞洲地區肥胖盛行率最高的國家，男性有 1/2、女性有 1/3、兒童也有 1/4 有過重或肥胖的問題，每年因嚴重肥胖接受減重手術者更超過 2300 例以上，所占人口比率也是亞洲國家最高。

◎ 肥胖會引發諸多疾病

　　肥胖除了會影響外觀體型的美感外，最重要的是會引發許多疾病，對健康造成威脅。肥胖可能引起的疾病除了一般常見的糖尿病、高血壓、高血脂外，還有其他許多分布全身的大大小小疾病，從頭到腳都會受到影響，肥胖可能引起的疾病如下：

● **不明原因的顱內高壓、中風、白內障**：肥胖會造成不明原因的腦壓升高，引發頭痛、噁心、嘔吐、耳鳴和視力受損等。肥胖者罹患中風及白內障的機率也比一般人來得高，對自己、家人及社會都影響甚鉅。

● **睡眠呼吸中止、低換氣症候群、肺功能異常**：肥胖者因為脂肪堆積，造成呼吸道的結構發生改變，通常會合併有睡眠呼吸中止及低換氣症候群，輕則睡覺時打呼影響他人，重則會睡到一半無法呼吸、半夜突然驚醒甚至會有生命的危險；此外，也會因為氧氣不足、睡眠品質不好等，造成白天嗜睡，影響到日常活動。肥胖者的肺功能普遍都不佳，稍微活動一下便會覺得喘，嚴重者甚至連講話都覺得吃力。

● **冠狀動脈心臟病、心臟肥大、心臟瓣膜異常**：肥胖者罹患冠狀動脈心臟病的機率是一般人的 2 倍以上，甚至可能造成心肌梗塞而死亡。此外，肥胖通常還會伴隨著心臟肥大、心臟瓣膜異常等問題，嚴重影響日常活動。

- **脂肪肝、肝炎、肝硬化、膽結石、膽囊癌、胰臟炎**：目前，台灣常見造成肝炎及肝硬化的原因是 B 型或 C 型肝炎，但在歐美最常見的原因則是因為肥胖造成的脂肪肝。根據統計，現在台灣成人脂肪肝的盛行率超過 50％，肝臟裡堆積過多的脂肪會造成肝臟發炎，發炎久了，便容易引發肝實質病變、肝硬化，甚至是肝癌。

  雖然現在因為疫苗及藥物的發達，病毒性肝炎對國人健康的威脅已經逐年降低，但對於脂肪肝目前仍無有效的藥物治療，只有減重才能有效改善脂肪肝。此外，肥胖對於膽囊和胰臟也會有所影響，容易罹患膽結石、膽囊癌及嚴重胰臟炎。

- **性功能障礙、多囊性卵巢症候群、月經不規則、不孕**：肥胖對生殖系統也有重大的影響。肥胖的男性，其外露的生殖器通常短小且合併有性功能障礙；而肥胖的女性，體內的女性荷爾蒙下降、男性荷爾蒙增加，以致常有聲音低沉、多毛、多囊性卵巢症候群、月經不規則及不孕等問題，即使幸運懷孕，不僅生產時的麻醉風險升高，也比較容易發生母親及胎兒的相關併發症。

- **慢性腎臟病、退化性關節炎、痛風性關節炎等**：肥胖的人有較高的機會罹患慢性腎臟病。肥胖會對肌肉和關節造成重大的負擔，很容易引起腰痠背痛、退化性關節炎等，也容易因為高尿酸而引發痛風性關節炎。

- **濕疹等皮膚問題**：嚴重肥胖者會因為脂肪的堆積造成皮膚與皮膚間的皺摺增多，長期摩擦且散熱不易，通常容易合併有濕疹、色素沉積、角質增厚及黑色素棘皮症，一旦有傷口也不易癒合。

- **各種癌症**：除了上述疾病外，肥胖者罹患許多癌症的機會也比一般人高出很多，諸如乳癌、子宮癌、子宮頸癌、大腸癌、食道癌、胰臟癌、腎臟癌和攝護腺癌等台灣常見的癌症，通常在肥胖的人身上較為常見。

由上可知，肥胖會造成許多疾病，對健康的危害甚大，而且隨著體重增加，各種疾病的發生率越來越高，整體死亡率也隨之升高。根據統計，國人的 10 大死因裡，最少就有 7 項以上與肥胖息息相關，每年台灣花在肥胖相關疾病的醫療支出就高達新台幣 250～500 億。但值得慶幸的是，上述肥胖相關疾病，通常在體重減輕後就會大幅改善，因此，如何有效的控制體重，已經是當今社會非常重要的健康議題。

肥胖對健康的危害

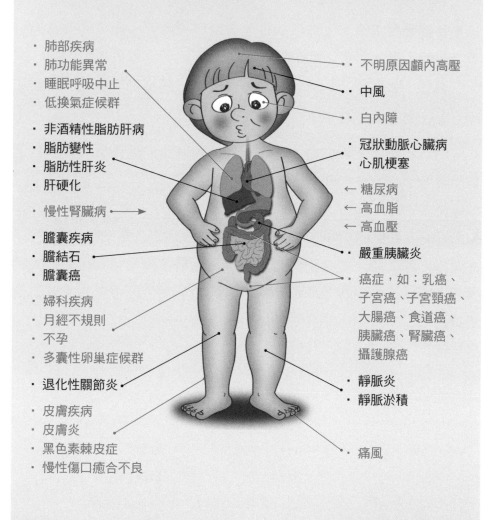

- 肺部疾病
- 肺功能異常
- 睡眠呼吸中止
- 低換氣症候群

- **非酒精性脂肪肝病**
- **脂肪變性**
- **脂肪性肝炎**
- **肝硬化**

- 慢性腎臟病 →

- **膽囊疾病**
- **膽結石**
- **膽囊癌**

- 婦科疾病
- 月經不規則
- 不孕
- 多囊性卵巢症候群

- **退化性關節炎**

- 皮膚疾病
- 皮膚炎
- 黑色素棘皮症
- 慢性傷口癒合不良

- 不明原因顱內高壓
- **中風**
- 白內障

- **冠狀動脈心臟病**
- **心肌梗塞**

- ← 糖尿病
- ← 高血脂
- ← 高血壓

- **嚴重胰臟炎**

- 癌症，如：乳癌、子宮癌、子宮頸癌、大腸癌、食道癌、胰臟癌、腎臟癌、攝護腺癌

- **靜脈炎**
- **靜脈淤積**

- 痛風

相對於體重正常的人，肥胖者罹患各種疾病的風險性		
相對危險性 >3	2< 相對危險性≦ 3	1< 相對危險性≦ 2
糖尿病	高血壓	乳癌
代謝症候群	高尿酸血症／痛風	子宮內膜癌
膽囊疾病	骨性關節炎	結直腸癌
血脂異常	冠心病	女性荷爾蒙異常
呼吸困難		多囊性卵巢症候群
睡眠呼吸中止症		不孕症
		下背痛
		麻醉風險
		胎兒畸形

資料來源：WHO Technical Report(2000) Obesity:Preventing and Managing the Global Epidemic。

相對於體重正常的人，病態性肥胖者罹患各種疾病及死亡率的風險性		
相對危險性：>5 倍	相對危險性：2 ～ 5 倍	相對危險性：1 ～ 2 倍
糖尿病	死亡率	癌症死亡率
高血脂	高血壓	乳癌
睡眠呼吸中止症	痛風	攝護腺癌
肺功能異常	心肌梗塞	大腸癌
低換氣症候群	中風	不孕
白天嗜睡症	膽結石及膽囊癌	產科併發症
不明原因顱內高壓	多囊性卵巢症候群	胎兒死亡率
	子宮癌	麻醉風險
	退化性關節炎	胃食道逆流
	慢性腎臟病	氣喘

台灣 10 大死因統計

民國 102 年，10 大死因的死亡人數占總死亡人數之 77.2%，以慢性疾病為主。

1 惡性腫瘤（占 29.0%）

2 心臟疾病（11.5%）

3 腦血管疾病（7.3%）

4 糖尿病（6.1%）

5 肺炎（5.9%）

6 事故傷害（4.3%）

7 慢性下呼吸道疾病（3.9%）

8 高血壓性疾病（3.3%）

9 慢性肝病及肝硬化（3.1%）

10 腎炎、腎病症候群及腎病變（2.9%）

資料來源：行政院衛生福利部統計處。

肥胖是一種病！改善體質有助身心靈健康

肥胖除了會引起許多疾病，並對健康造成重大影響外，肥胖者通常也是團體中顯眼的焦點，但多半不是欣賞、羨慕的矚目，而是帶點歧視、輕蔑的味道，加上時下社會崇尚纖瘦體態，因此有些肥胖的人不免會產生自卑的心理，畏懼親近人群，嚴重者更會造成惡性循環，因為封閉自己而更加肥胖。

此外，肥胖者龐大的身軀也會造成生活上的許多不便，像買衣服就常因為款式選擇不多或沒有合適的尺寸而需要訂做，許多日常使用的家具或座椅等也會因為太小而造成使用上的不適，甚至影響到旁人而引起不悅及耳語。

隨著肥胖人口日漸增多，歐美各國已經有越來越多針對肥胖者開發的商品，現今醫學已經正式將肥胖定義為一種疾病，我們應該正視肥胖所帶來的各式問題，以正面的態度陪伴肥胖者改善體重，達到真正的身體及心靈的健康。

肥胖治療必須從飲食、運動著手

肥胖的治療一般是先以改變飲食及運動等生活習慣為主，如果效果不好，可以適度搭配藥物及行為調整。但對於嚴重肥胖的病人，目前證實只有減重手術才可以長期且有效控制體重。

◎ 避免攝取高卡路里飲食

飲食治療是藉由調整食物的種類和減少進食的份量來減少卡路里的攝取，以達到減重的效果。一般而言，如果每天攝取的熱量少500 大卡，則 1 個月約可以減少 2 公斤。

沒有一種飲食方式可以適用於所有的人，因此才會有各式各樣不同的減重飲食配方，例如低脂飲食、低碳水化合物飲食、低升糖指數（低 GI）飲食、高蛋白質飲食、阿金減肥法等，但一般都難以持久，特別是台灣的飲食非常多元，多元外食型態，一般很難精準計算熱量，但民眾可以藉由醫師與營養師的諮詢，了解各種食物及烹調方式的特性，多樣攝取身體所需養分並避免高卡路里食物，才可以吃得健康又愉快。

◎ 每週要做 150 分鐘以上的中度運動

運動可以減少不好的內臟脂肪及改善胰島素抗性，促進健康。但只靠運動而不減少飲食熱量的攝取，對減輕體重的幫助較不明顯；同樣地，只靠飲食控制而不運動，初期減了幾公斤後也容易遇到減

重瓶頸。前面有提到，如果每天攝取的熱量少掉 500 大卡，則 1 個月約可以減少 2 公斤，但一般人都不容易持之以恆。我們可以每天從飲食中減少 300 大卡的攝取（分散於三餐，每餐只減少 100 大卡），再搭配運動消耗 200 大卡的熱量，會比較容易達成每天減少 500 大卡的目標。

醫界建議每週從事 150 分鐘以上「中等強度」的運動，所謂中等強度的運動是指在運動的 10 分鐘後，和人講話時稍微有一點喘的程度，如果到講話很困難，上氣不接下氣，那就太過頭了，在相同

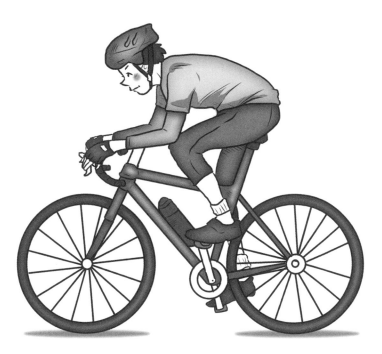

▲ 每週騎 150 分鐘以上的腳踏車，有助於維持理想體重。

的熱量消耗下，激烈的運動並不會比中等強度運動有更好的減重效果，一般而言，<u>快走、游泳、騎腳踏車等都是不錯的減重運動</u>。

有些人可能會覺得每週要運動 2.5 個小時（150 分鐘）非常困難，但如果平均分散為每天運動 15 ～ 30 分鐘，就會比較容易達成且能夠持久，不易產生挫折。

運動當下所消耗的熱量其實不多，然而運動的好處除了消耗熱量以外，還能維持基礎代謝率，維持較好的心肺功能、較佳體力，且做了 30 分鐘的運動之後的高代謝並不止於 30 分鐘，而能持續之後的數十分鐘。

◎ 設定目標，自我監測減重行為

行為調整通常是以個人或小團體的方式進行，藉由設定目標、自我監測、環境調整、增加對自我外型的認識及避免再犯等課程，來達到減重的效果。

◎ 透過減重藥物來輔助

當經過飲食、運動及行為調整等生活型態改變的治療後，體重仍無法有效降低時，可以適當的藥物輔助來減重。目前的減重藥物主要可以分為抑制食慾及減少吸收兩大類。

前者如**諾美婷**（Reductil），但 2010 年時因為心血管方面的副作用而被禁止使用。目前雖然歐美有些新的抑制食慾減肥藥問世，但都還未經過政府的核准，因此目前台灣市面上並沒有此類減重藥物販售，皆需經醫師處方才能取得。

後者則如**羅氏鮮**（Xenical），這是目前台灣唯一合法的減重藥物，可以抑制食物中約 1/3 的脂肪在腸道內消化吸收，但服用者可能會有解油便、油屁、排便次數增加、滲便及脹氣等副作用，影響生活品質，長期使用容易合併有脂溶性維生素缺乏，需補充脂溶性維生素。

目前市面上有另一種減重藥物——**康纖伴**（Alli），成分與羅氏鮮相同但劑量減半，可以不需醫師處方自行在藥局買到。

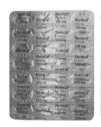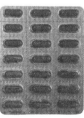

▲ 羅氏鮮（Xenical）是目前使用普遍的減重藥物之一。

病態性肥胖只有透過手術才能有效解決

　　針對嚴重肥胖的病人，目前證實只有減重手術才可以長期且有效地控制體重。現今有許多不同的減重手術方式，各有優缺點，將於後續的章節中詳加介紹。

針對不同 BMI 值所建議的減重方法					
BMI 值 ＼ 減重方法	過重 24～27	輕度肥胖 27～30	中度肥胖 30～35	重度肥胖 35～40	病態性肥胖 >40
飲食	V	V	V	V	V
運動	V	V	V	V	V
行為調整	V	V	V	V	V
藥物治療		合併肥胖相關併發症	V	V	V
手術			合併控制不良的肥胖相關併發症 *	V*	V*

* 世界減重及代謝性手術協會亞太分會在 2011 年對亞洲人的建議。
　衛生福利部中央健康保險署給付標準為：BMI 超過 40 或超過 35 且合併有肥胖相關併發症。

肥胖對健康的殺手級威脅

——睡眠呼吸障礙

文／林明澤・李佩玲

肥胖與睡眠呼吸障礙的關聯性可以追溯到 1837 年大文豪狄更斯於小說《匹克威克外傳》（The Posthumous Papers of the Pickwick Club）中所描繪的小男僕喬（Joe）。文中生動地描述一位肥胖、嗜睡、有著如雷鼾聲的男孩，其相貌與表現與目前所熟知的睡眠呼吸障礙患者如出一轍。而於 1956 年由包威爾（C.B. Burwell）首度正式在醫學文獻上使用病名「匹克威克症候群」（Pickwickian syndrome）來描述肥胖造成換氣不足與阻塞性睡眠呼吸中止症的情況。

什麼是睡眠呼吸障礙？

　　全球肥胖人口逐年增加，自世界衛生組織（WHO）於 1997 年正式宣佈「肥胖」是一種慢性疾病以來，世界肥胖人口增長了 1 倍。2008 年，世界衛生組織估計，20 歲以上的成人中，有 35% 有過重的情況，而 11% 已達到肥胖程度。

　　台灣近年來飲食逐漸西化，自然也不免於此番潮流之中，根據 2013 年衛生福利部國民健康署執行之「國民營養健康狀況變遷調查」顯示，國人成人過重及肥胖（BMI>24）的盛行率已達 38%，另外，約五個人有一人達到肥胖的標準（BMI>27）。

　　肥胖對健康的影響甚鉅，根據世界衛生組織的資料顯示，除了會造成體能衰退外，還可能導致糖尿病、代謝症候群、血脂異常、膽囊疾病、高血壓、高尿酸血症／痛風、退化性關節炎、冠狀動脈心臟病、癌症，以及睡眠呼吸障礙等。

　　所謂的「睡眠呼吸障礙」乃泛指睡眠中發生異常呼吸的各種情況，其中最常見的型態為睡眠呼吸中止，其他還有換氣不足症候群。

◎ 睡眠呼吸中止

睡眠呼吸中止是指睡覺中會反覆發生停止呼吸，並且造成缺氧與睡眠中斷的狀態，其中八成的患者是屬於「阻塞型」，是睡眠呼吸中止最常見的型態，源自上呼吸道於睡眠時發生塌陷，氣流阻滯而造成呼吸中斷。

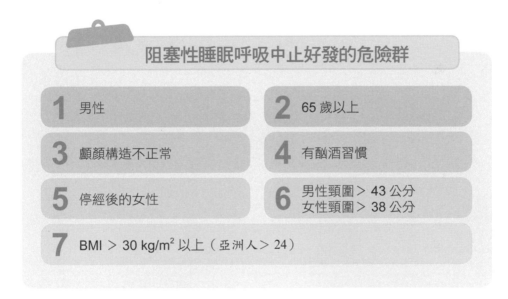

阻塞性睡眠呼吸中止好發的危險群

1 男性

2 65 歲以上

3 顱顏構造不正常

4 有酗酒習慣

5 停經後的女性

6 男性頸圍 > 43 公分
女性頸圍 > 38 公分

7 BMI > 30 kg/m² 以上（亞洲人 > 24）

男性、年紀大於 65 歲、過重或肥胖（BMI 值大於 30 kg/m² 以上，亞洲人則需大於 24）、頸圍過大（男性大於 43 公分，女性大於 38 公分）、不正常的顱顏構造、酗酒患者或是停經後的女性，都是阻塞性睡眠呼吸中止好發的危險群。

　　症狀以習慣性打鼾與如雷的鼾聲最為常見，其他症狀包含：怎麼睡都感到睡不飽、夜眠常驚醒、夜間頻尿、睡醒後口乾舌燥或頭痛、白天嗜睡、疲倦以及注意力不集中等。

　　目前，標準診斷睡眠呼吸中止需要接受整夜睡眠多項生理檢查（overnight polysomnography）。嚴重度依呼吸中止或減弱指數（AHI，指睡眠中每小時呼吸發生中止或減弱的次數）而定，5 ～ 15 次為輕度、15 ～ 30 次為中度、大於 30 次則為重度。

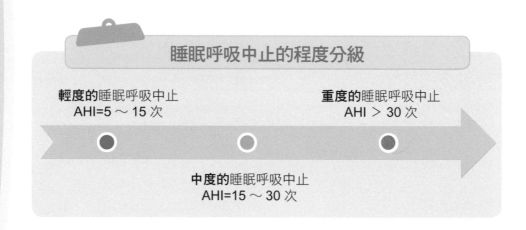

睡眠呼吸中止的程度分級

輕度的睡眠呼吸中止
AHI=5 ～ 15 次

重度的睡眠呼吸中止
AHI ＞ 30 次

中度的睡眠呼吸中止
AHI=15 ～ 30 次

若沒有接受治療，阻塞性睡眠呼吸中止容易併發心血管疾病（如高血壓、心臟病、心肌梗塞、中風等）、代謝性疾患（如糖尿病、血脂肪異常等）、憂鬱、夜間猝死，並且容易發生因注意力下降而造成的車禍以及工安意外。

睡眠呼吸中止的症狀及可能引發的病症及問題

睡眠呼吸中止的問題	後果
慣性打鼾	高血壓
鼾聲如雷	心臟病
老是覺得睡不飽	心肌梗塞
夜眠常驚醒	中風
夜間頻尿	糖尿病
睡醒後口乾舌燥或頭痛	血脂肪異常
白天嗜睡	憂鬱
疲倦	夜間猝死
注意力不集中	車禍以及工安意外

◎ 換氣不足症候群

睡眠呼吸障礙的另一型態為**換氣不足症候群**，是由於神經肌肉病變、肺部疾病或中樞呼吸驅動力異常，造成肺部通氣量下降，導致血中二氧化碳無法由肺部排除。主要的表現是氣喘、肺高壓後造成的下肢水腫、高碳酸血症，以及經常性缺氧狀態。

換氣不足症候群常見症狀
氣喘
高碳酸血症
經常性缺氧
下肢水腫

肥胖是引發阻塞性睡眠呼吸中止的高危險因子

肥胖是阻塞性睡眠呼吸中止症最重要的危險因子，兩者有著密切的關聯性，彼此互相加重與惡化，容易形成惡性循環。

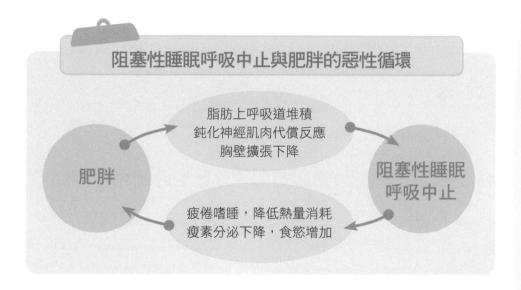

阻塞性睡眠呼吸中止與肥胖的惡性循環

肥胖 → 脂肪上呼吸道堆積　鈍化神經肌肉代償反應　胸壁擴張下降 → 阻塞性睡眠呼吸中止

阻塞性睡眠呼吸中止 → 疲倦嗜睡，降低熱量消耗　瘦素分泌下降，食慾增加 → 肥胖

肥胖造成的脂肪組織容易堆積於上呼吸道（如咽喉側壁、舌頭、軟顎、懸雍垂以及頸部等），一方面壓迫上呼吸道管徑，另一方面上呼吸道軟組織變得比較鬆軟，容易塌陷；此外，肥胖也會鈍化上呼吸道神經與肌肉的代償反應，使得在發生呼吸中止時，擴張上呼吸道的肌肉群無法有效地作用，延長呼吸中止的時間，造成缺氧情況更為嚴重（註1）。再者，因為肥胖的關係，胸壁軟組織增加，使得肺部擴張受限，因牽引作用的影響，連帶造成上呼吸道也容易塌陷。

　　相反地，因為阻塞性睡眠呼吸中止症導致疲倦與嗜睡，連帶降低病患的活動量，減少熱量的消耗，會使得肥胖惡化。也因為呼吸中止打斷睡眠，造成睡眠不足，進而導致身體內瘦素（leptin）的分泌下降，病患食慾增加，連帶熱量的攝取增加，最終加重肥胖（註2）。

　　肥胖除了造成阻塞性睡眠呼吸中止外，有部分比例會伴隨肥胖相關換氣不足症候群，也稱為「匹克威克症候群」（Pickwickian syndrome），主要是因為肥胖影響到中樞神經系統對於上呼吸道阻塞的反應變弱而導致。

◎ 五成以上的肥胖者都有阻塞性睡眠呼吸中止的問題

　　根據國外大規模流行病學的普查顯示：一般人之中，每五個人就有一位患有睡眠呼吸障礙的問題（註3）；肥胖的病患約有 50 ～ 80% 會伴隨阻塞性睡眠呼吸中止症（註4），而阻塞性睡眠呼吸中止症的患者中，有六成到九成的患者有著肥胖的問題（註5）。不幸的是，有將近八成的睡眠呼吸障礙患者並不知曉自己罹患這樣的疾病及所面臨的風險（註6）。

　　國外著名的世代追蹤研究，例如：睡眠與心臟健康研究（Sleep Heart Health Study）或是威爾康辛睡眠世代研究（Wisconsin Sleep Cohort），都發現肥胖與睡眠呼吸中止呈現正向相關，也就是越是肥胖的患者，他在睡眠時發生呼吸中止的狀況也越嚴重。每增加 1% 的體重，就會造成 3% 呼吸中止與減弱指數（AHI）的增加。若是

增加 10% 的體重，則會有 6 倍的風險變成中重度以上的阻塞性睡眠呼吸中止症（註 7）。

此外，研究也發現，男性相較於女性，增重後會引發較嚴重的呼吸中止；減重對於呼吸中止的改善，相較於增重的效果來的差（註8），也就是當身體增重後造成的睡眠呼吸中止，即使減回原本的體重，睡眠呼吸中止也無法完全消除。

◎ 手術風險較正常人高出 1.6 倍

首先，我們需要先要了解，阻塞性睡眠呼吸中止的患者，面臨手術會發生什麼樣的問題？

研究顯示，罹患睡眠呼吸中止的患者在接受開刀手術期間，相較於正常人，發生併發症的風險高達 1.6 倍，這些風險包括缺氧、高碳酸血症造成的意識昏迷、心律不整、心肌受損、譫妄狀態、較高拔管後再插管的情況、意外地需要加護病房照顧，以及需要較久的加護病房或住院觀察等（註 9）。

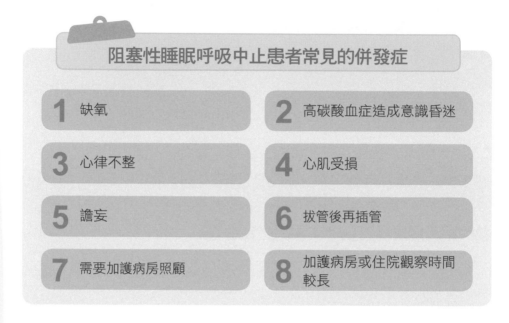

阻塞性睡眠呼吸中止患者常見的併發症

1 缺氧

2 高碳酸血症造成意識昏迷

3 心律不整

4 心肌受損

5 譫妄

6 拔管後再插管

7 需要加護病房照顧

8 加護病房或住院觀察時間較長

如何確認是否有阻塞性睡眠呼吸中止問題？

對於接受減肥手術的肥胖患者而言，同時罹患睡眠呼吸中止的比例高達七～九成（註10）。由此可知，對於將要接受減重手術的患者，原則上建議接受睡眠專家的諮詢或是接受睡眠檢查，藉以發現可能並存的阻塞性睡眠呼吸中止症。

不過，對於需要接受手術的患者而言，等待接受整夜睡眠多項生理檢查經常曠日廢時。目前各大睡眠中心睡眠檢查的排程大多需1～3個月以上的時間，容易造成手術排程的延遲。篩檢使用的簡易型居家睡眠生理檢查，雖可以縮短排程等待的時間，但是目前台灣健保並不給付，所費不貲，是故普及率不高。

目前，臨床上用來篩選是否為罹患睡眠呼吸中止的高危險群大多使用問卷，調查相關的危險因子與臨床症狀後，做危險性的估計。常用的問卷有 STOP-Bang 問卷、柏林問卷（Berlin questionnaire），以及美國麻醉學會建議的核對單（ASA checklist）。

STOP-Bang 問卷

以下問題回答為「是」或「否」：

第 1 題：**打鼾**：是否您打鼾很大聲（比說話還大聲，或者大聲到關著房門都聽得見）？

第 2 題：**疲倦**：白天時，是否您時常感到疲倦或者容易打瞌睡？

第 3 題：**觀察**：有任何人曾觀察到您睡眠中會呼吸停止嗎？

第 4 題：**血壓**：您是否有高血壓，或者正在服用高血壓藥物控制血壓？

第 5 題：**身體質量指數 BMI**：BMI 大於 35 kg/m^2？

第 6 題：**年齡**：年紀大於 50 歲？

第 7 題：**頸圍**：頸圍大於 40 公分？

第 8 題：**性別**：男性。

計分標準：

如果「三題以上」回答為「是」者，為阻塞性睡眠呼吸中止的高危險群。

資料來源：翻譯自 Anesthesiology 2008; 108:812-821。

柏林問卷

基本資料

身高（公分）＿＿＿＿＿＿ 體重（公斤）＿＿＿＿＿＿ 年齡＿＿＿＿＿＿ 性別：□男　□女

（請正確填寫以上之基本資料，並在以下問題的方格子內打勾。每題只能圈選一個答案。）

第一項

第 1 題　您睡覺時是否打鼾？

□ a. 是

□ b. 否

□ c. 不知道

如果您會打鼾：

第 2 題　您打鼾的聲量程度：

□ a. 比呼吸聲稍微大聲一點

□ b. 跟講話聲差不多

□ c. 比講話聲還大

□ d. 非常大聲，連隔壁房間都聽得到

第 3 題　您打鼾的頻率：

□ a. 幾乎每天都打鼾

□ b. 每週 3 ～ 4 次

□ c. 每週 1 ～ 2 次

□ d. 每月 1 ～ 2 次

□ e. 從未打過鼾，或幾乎從未打過鼾

第 4 題　您的打鼾是否打擾到別人？

□ a. 是

□ b. 否

□ c. 不知道

第 5 題　在您睡眠期間，是否有人注意到您有停止呼吸的現象及其發生頻率？
☐ a. 幾乎每天都會發生停止呼吸的現象
☐ b. 每週 3 ～ 4 次
☐ c. 每週 1 ～ 2 次
☐ d. 每月 1 ～ 2 次
☐ e. 從未發生過停止呼吸的現象，或幾乎從未發生過

第二項
第 6 題　睡眠後，您感覺疲累的程度：
☐ a. 幾乎每天都感覺疲累
☐ b. 每週 3 ～ 4 次感到疲累
☐ c. 每週 1 ～ 2 次感到疲累
☐ d. 每月 1 ～ 2 次感到疲累
☐ e. 從未感到疲累，或幾乎從未感到疲累

第 7 題　當您走路時，會感到疲累嗎？
☐ a. 幾乎每天都感到疲累
☐ b. 每週 3 ～ 4 次感到疲累
☐ c. 每週 1 ～ 2 次感到疲累
☐ d. 每月 1 ～ 2 次感到疲累
☐ e. 從未感到疲累，或幾乎從未感到疲累

第 8 題　當您開車時，會打盹或打瞌睡嗎？
☐ a. 會　　☐ b. 不會

如果您開車時會打瞌睡：
第 9 題　開車會打瞌睡的發生頻率如何？
☐ a. 幾乎每天開車都會打瞌睡
☐ b. 每週 3 ～ 4 次
☐ c. 每週 1 ～ 2 次
☐ d. 每月 1 ～ 2 次
☐ e. 開車時從未打瞌睡，或幾乎從未打瞌睡

第三項

第 10 題　您有高血壓嗎？

☐ a. 有

☐ b. 沒有

☐ c. 不知道

計分標準：

第一項：如果得分在 2 分以上，則為陽性。

　　　　第 1 題回答是「有」，得 1 分。

　　　　第 2 題回答是 c 或 d，得 1 分。

　　　　第 3 題回答是 a 或 b，得 1 分。

　　　　第 4 題回答是 a，得 1 分。

　　　　第 5 題回答是 a 或 b，得 2 分。

第二項：如果得分在 2 分以上，則為陽性。

　　　　第 6 題回答是 a 或 b，得 1 分。

　　　　第 7 題回答是 a 或 b，得 1 分。

　　　　第 8 題回答是 a，得 1 分。

第三項：如果第 10 題回答是「有」或者 BMI 大於 $30 \ kg/m^2$，則為陽性。

「兩項以上」為陽性者，為阻塞性睡眠呼吸中止的高危險群。

資料來源：翻譯自 Ann Intern Med 1999; 131: 485-491。

美國麻醉學會建議的核對單（ASA checklist）

第一項：身體特徵

以下兩種以上情況存在時，視第一項為陽性。

a. 身體質量指數 BMI：$35kg/m^2$ 以上

b. 頸圍男性 43 公分以上，女性 40 公分以上

c. 有影響呼吸道的顱顏構造異常

d. 有器質性的鼻部阻塞

e. 兩側扁桃腺幾乎靠在一起或貼近中線

第二項：有明顯睡眠呼吸阻塞的病史

以下兩種以上情況存在時，視第二項為陽性。（若為獨自就寢者，一種以上情況存在時，視第二項為陽性）

a. 打鼾（聲音大到關著房門都聽得到）

b. 經常性的打鼾

c. 有人觀察到睡眠中會有呼吸中止的現象

d. 會因為嗆到而驚醒

e. 睡眠中經常醒過來

第三項：嗜睡

以下一種以上情況存在時，視第三項為陽性。

a. 儘管已經睡了很久，白天還是容易打瞌睡以及感到疲累

b. 儘管已經睡了很久，在沒有單調的環境下（如：看電視、看書、騎車或開車），容易昏昏欲睡

c. 家長或老師有觀察到小孩在白天有嗜睡、容易分心、無法集中精神或過動的狀態

d. 小孩經常在該醒的時候，仍賴床爬不起來

計分標準：

如果「兩項以上」為陽性者，為阻塞性睡眠呼吸中止的高危險群。

資料來源：翻譯自 Anesthesiology 2006; 104:1081-1093。

第二章 肥胖對健康的殺手級威脅——睡眠呼吸障礙

如何避免阻塞性睡眠呼吸中止手術併發症的發生？

對於阻塞性睡眠呼吸中止高危險群或已知為阻塞性睡眠呼吸中止的患者，在進行手術前，須注意可能伴隨而來的相關疾病，如高血壓、糖尿病、心臟衰竭等，以及相關共病是否有接受良好控制，以免造成手術過程中的併發症。

◎ 盡量選擇局部麻醉

在選擇麻醉時，如果可以，以局部麻醉為佳，避免因全身麻醉時，上呼吸道肌肉無力而造成阻塞的風險；並且要確實地評估呼吸道狀態，做好困難插管的準備。麻醉或止痛藥物的選擇以短效為佳，以避免造成上呼吸道肌群的過度麻痺，增加上呼吸道阻塞的風險。

◎ 術後避免平躺，頭部抬高 30 度為宜

術後照顧以避免平躺、頭部抬高 30 度為主，避免重力加重上呼吸道的阻塞。術後氣道管路的移除，需要在病患完全清醒後（譬如病患可以維持頭部抬高的姿勢 5 秒以上），並且有足夠的血氧監視器之下才可執行，以避免在麻藥仍作用的情況下，病患無法維持上呼吸道的通暢，造成換氣功能的障礙。

◎ 術後須謹慎使用嗎啡藥物

目前研究顯示，併發手術相關後遺症的阻塞性睡眠呼吸中止患者，皆於手術期間接受過嗎啡藥物的使用（註11）。嗎啡藥物會抑制中樞神經呼吸的驅動力，是故容易造成換氣不足的缺氧狀態。因此，對於這容易造成睡眠呼吸障礙的族群，術後嗎啡的使用需要格外小心謹慎。

連續陽壓呼吸輔助器有助於避免手術併發症

連續陽壓呼吸輔助器（Continuous positive airway pressure，簡稱 CPAP）的使用，是阻塞性睡眠呼吸中止症的第一線治療，目前被證實可以改善嗜睡症狀，降低交通意外與工安事故的發生，並且可以避免心血管與代謝相關的併發症或死亡率。

國外研究顯示，對於阻塞性睡眠呼吸中止症患者，術前使用連續陽壓呼吸輔助器可以降低術後併發症與住院日數（註 12）。因為連續陽壓呼吸輔助器可以降低上呼吸道發炎或水腫的程度，加強上呼吸道肌肉張力，減少舌部體積，藉以增加上呼吸道管徑與穩定度。

針對連續陽壓呼吸輔助器使用時機而言，目前並沒有足夠的證據顯示何時使用會對於降低術後併發症為佳。臨床研究顯示，利用核磁共振儀器觀察上呼吸道，阻塞性睡眠呼吸中止症的患者在使用連續陽壓呼吸輔助器 4 ～ 6 週後，可以增加咽部大小並且減少舌頭的體積（註 13）。

接受手術的阻塞性睡眠呼吸中止症患者，在術後立即使用 24 ～ 48 小時的連續陽壓呼吸輔助器，可以免除術後併發症的發生（註 14）。根據上述研究與專家共識歸納得知：術前 2 至 3 個月以及術後立即輔助使用 2 ～ 3 天是較理想的時間點。

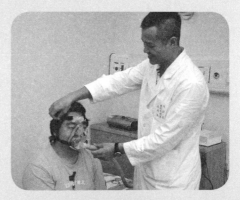

▲ 連續陽壓呼吸輔助器。

減重手術作為睡眠呼吸中止症的輔助治療

肥胖與睡眠呼吸障礙息息相關，是造成阻塞性睡眠呼吸中止與肥胖相關換氣不足症候群的重要危險因子。但在臨床上，大多數的肥胖患者常不自知有睡眠呼吸障礙的問題。

◎ 可減輕睡眠中呼吸中止的次數，但無法完全改善

減重可以降低睡眠呼吸中止的次數，也就是改善其嚴重度。一項統合分析顯示，接受減重手術後，有八成以上的患者可以改善或消除阻塞性睡眠呼吸中止（註 15）。不過，也有學者發現，即使改善睡眠呼吸中止現象，這些患者的呼吸中止以及缺氧狀態仍然無法完全消除到和正常人一樣，甚至於有高達五成左右的患者，即使在術後達到減重目標後，仍然存有日間嗜睡的情況（註 16）。由此可知，要單單藉由減肥手術達到根除阻塞性睡眠呼吸中止，以目前的證據而言是持保留的態度。

不過，減重後，倒是可以降低連續陽壓呼吸輔助器打開呼吸道所需使用的壓力約 2 ～ 4cmH$_2$O，進一步增加使用連續陽壓呼吸輔助器的醫囑遵從性（compliance）。

目前減肥手術對於阻塞性睡眠呼吸中止症還沒有很明確的證據可支持其整體效果，所以美國睡眠醫學會（AASM）在阻塞性睡眠呼吸中止症治療指引中，歸類減重手術為輔助治療，而非第一線建議治療。

◎ 術前須先經過睡眠相關評估與檢查

　　患有阻塞性睡眠呼吸中止的肥胖患者，由於上呼吸道的不穩定，在面臨手術麻醉或是術後照顧上，相較於正常人有較高發生併發症的風險。所以，針對即將接受手術的肥胖患者，接受睡眠相關評估與檢查，以及早發現睡眠呼吸障礙的問題是很重要的。

　　目前，在臨床上常用來篩選是否患有阻塞性睡眠呼吸中止的工具是問卷，包括柏林問卷、STOP-Bang 問卷以及美國麻醉學會建議的核對單（**請參見本書第 49 ～ 53 頁**）。在懷疑是阻塞性睡眠呼吸中止的高危險族群後，再進一步安排整夜睡眠多項生理檢查來做嚴重度評估。

　　對於肥胖伴隨阻塞性睡眠呼吸中止的病患，可以經由術前、術中及術後的預防措施來降低發生手術併發症的風險。目前，專家們的共識是在術前 2 ～ 3 個月以及術後 2 ～ 3 天使用連續陽壓呼吸輔助器，對於避免手術併發症是有效的。

　　減肥手術可以改善阻塞性睡眠呼吸中止的嚴重度，但是要單純靠減肥手術達成根除阻塞性睡眠呼吸中止，以目前的證據仍不足，是故，目前共識上屬於阻塞性睡眠呼吸中止的輔助治療。

註 1： Schwartz AR et al. Proc Am Thorac Soc 2008; 5: 185-192

註 2： Young T et al. J Appl Physiol 2005; 99: 152-1599

註 3： Young T et al. Am J Respir Crit Care Med 2002; 165(9): 1217-1239

註 4： Young T et al. J Appl Physiol 2005; 99: 1592-1599

註 5： Pillar G et al. Diabetes Care 2008; 31: S303-309

註 6： Kapur V et al. Sleep Breath 2002; 6(2): 49-54

註 7： Peppard PE et al. JAMA 2000; 284: 3015-3021

註 8： Newman AB et al. Arch Intern Med 2005; 165: 2408-2413

註 9： Liao P et al. Can J Anaesth 2009; 56(11): 819-828

註 10：Lopez PP et al. Am Surg 2008; 74(9): 834-838; Frey WC et al. Obes Surg 2003; 13: 676-683

註 11：Chung SA et al. Anesth Analg 2008; 107(5): 1707-1713

註 12：Gupta RM et al. Mayo Clin Proc 2001; 76(9): 897-905

註 13：Ryan F et al. Am Rev Respir Dis 1991; 144: 939-944

註 14：Rennotte MT et al. Chest 1995 ; 107 : 367-374

註 15：Veasey SC et al. Sleep 2006; 29: 1036-1044

註 16：Lettierri CJ et al. J Clin Sleep Med 2008; 4: 333-338

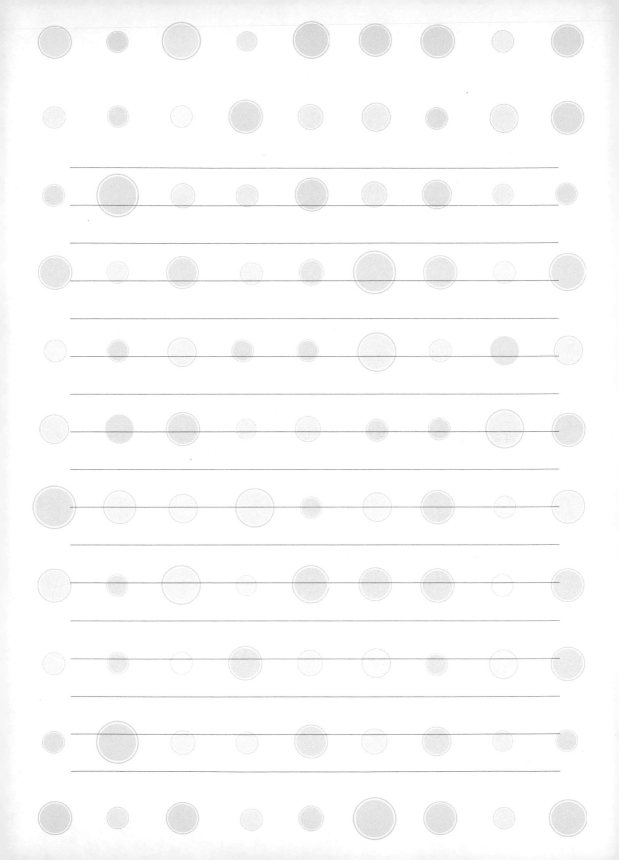

第 三 章

減重及代謝性手術的術前評估

文／楊博仁 ‧ 林明燦

對於有嚴重肥胖問題的人來說，減重手術是目前唯一可以長期有效控制體重的治療方式。在過去四、五十年間，陸續有許多減重手術方法發表，各有優缺點，其中有些已經為時代所淘汰，不再施行。本章乃針對減重手術的歷史、現況、各種手術的優缺點及效果等進行介紹。

減重手術的歷史與發展

美國的梅森醫師（Dr. Edward Mason）被稱為減重手術之父，早在 1966 年時就開始利用**胃腸繞道手術**來幫病人減重，但早期手術併發症很多，後來梅森醫師在 1980 年發明了**胃隔間手術**，因為手術併發症較少且效果不錯，世界上才開始有了相對安全又有效的減重手術。

早期的減重手術因為需要一個很大的腹部傷口，加上病人通常合併有許多其他疾病，且心肺功能不好，因此手術的併發症及死亡率都不低。但從 1990 年代開始，隨著腹腔鏡微創手術技術及器械的開發，減重手術不再需要一個很大的開腹傷口，而是利用幾個肚子上的小洞就可以進行，病人的傷口小、恢復快，手術併發症及死亡率也都大幅降低，加上近年來肥胖人口大幅增加，因此接受減重手術的人口在 2000 年後呈現爆炸性的成長。

根據國際肥胖及代謝性疾病外科聯盟的統計，在 2003 年時世界上每年只有 14 萬人接受減重手術，但到了 2013 年全世界每年已經有 46 萬多人接受減重手術。

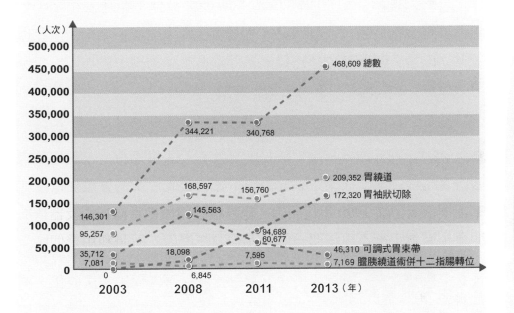

世界減重手術趨勢

（人次）

資料來源：國際肥胖及代謝性疾病外科聯盟 OBES SURG (2015)。

台灣減重手術的發展與現況

　　台灣的減重手術在世界上算是起步很早，台大醫院早在 1981 年就由陳楷模教授施行了亞洲第一例成功的胃隔間減重手術，台灣也是世界上最早開始利用腹腔鏡來進行減重手術的國家之一，目前台灣的減重手術技術及成果仍居世界翹楚的地位。

　　根據台灣代謝及減重外科醫學會統計，2014 年台灣總共施行了 2913 例減重及代謝性手術，男女比例約 1：2，其中以胃袖狀切除手術最多（1762 例），占了一半以上，胃繞道次之，接受單純可調式胃束帶的病人則只有 31 例。

　　從 1980 年胃隔間減重手術問世後，世界上每隔幾年就會有新的減重手術被發表，而一些舊的手術方式就會慢慢地被淘汰取代，例如目前幾乎已經沒有人接受胃隔間手術，而在幾年前非常盛行的胃束帶手術也因為減重效果不如預期，目前已經逐漸被胃袖狀切除手術所取代；目前，在亞太地區有一半左右的減重手術都是胃袖狀切除手術。

　　醫學上，如果有一種完美的治療方式——效果好、併發症少且安全，就會被稱為某種疾病治療的黃金準則，所有的醫療人員都會遵循準則給予治療，不會考慮其他的治療方法。而當一種疾病有許多許多治療選擇及新的治療方式陸續研發，就代表到目前為止還沒有一個既安全又有效的黃金準則，減重手術就是最好的例子。

目前有許多不同的減重手術方式可以選擇，各有利弊，每個人必須根據自己的情況及需求，和醫師好好溝通，選擇最適合自己的手術方式，才可以享「瘦」人生一輩子。

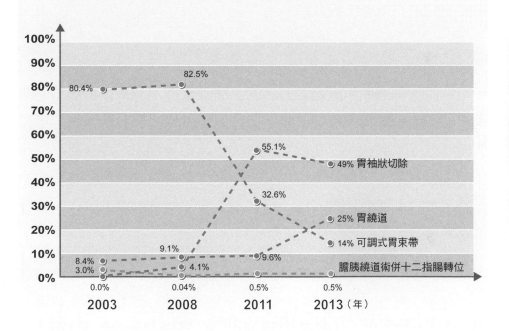

資料來源：國際肥胖及代謝性疾病外科聯盟 OBES SURG (2015)。

醫生評估患者是否該做減重手術的 7 個決定性問題

對於考慮減重手術的病人，醫師通常會先經由詳細的病史詢問、身體檢查、抽血、胃鏡及其他相關檢查來評估病人是否可以接受手術和比較適合何種手術方式。

◎ 從什麼時候開始發胖？怎麼變胖的？

醫師會先詢問病人是從何時開始體重增加。若是從小就開始體重較重，且家族內肥胖人口較多，可能是遺傳或家庭飲食及生活習慣造成的原因較大。若是從某段時間才開始發胖，則需詳細詢問此段時間的身體、心理及工作或家庭上是否有特殊的改變，必須排除一些可能會引起肥胖的疾病、藥物或心理及社會因素，若有，或許可以藉由非手術的方法達成減重的目的。

大多數人在考慮減重手術之前或多或少都嘗試過其他減重方法，詳加了解病友們嘗試過的減重方式及效果，有助於減重團隊了解病友的人格特質及生活習慣，對於手術後的減重效果影響重大。

◎ 家族中有肥胖相關的疾病嗎？

醫師必須詳細詢問病友家族成員裡是否有肥胖、肥胖相關疾病及癌症等重大疾病，以了解是否有遺傳或共同不良生活習慣，增加手術的成功率。

自我檢視肥胖的原因？

 Q1 何時開始發胖？

 Q2 家族中肥胖人口多嗎？

 Q3 生活上有特殊改變嗎？

 Q4 平常食量大嗎？

 Q5 三餐吃不多，但整天都在吃？

Q6 喜歡高熱量或流質食物？

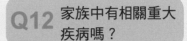 **Q12** 家族中有相關重大疾病嗎？

 Q11 習慣飲酒嗎？

 Q10 有抽菸嗎？

 Q9 曾經動過什麼手術？

 Q8 有哪些習慣用藥？

Q7 曾經罹患哪些疾病？

◎ 日常的飲食及生活習慣如何？

對於每餐食量都很大的人，限制型手術（如胃袖狀切除或胃束帶手術）的減重效果較好。如果是三餐吃得不多，可是整天一直都在吃東西；或是喜歡吃一些高熱量或流質的食物，則限制型手術的效果可能會不如預期，術後必須改變飲食習慣，或考慮改做胃繞道手術較為合適。

有些人的生活樂趣是來自於吃東西，不管是哪種減重手術，在開完刀後，食量都會大為減少，如果不能調適，則可能會頓覺生活無趣，甚至憂鬱生病，因此在開刀前需詳細了解開完刀後可能出現的改變，或先轉介至身心科評估是否適合接受減重手術。

大多數肥胖者因為體型的關係不太能從事較為激烈的運動，但如果連日常的行走或爬樓梯，甚至連坐著講話都會喘，則需懷疑是否心肺功能有問題，必須安排更進一步的檢查確定。

◎ 曾經有過什麼病或手術？有服用什麼藥嗎？

肥胖常會引起或合併許多疾病，如糖尿病、高血壓、高血脂、睡眠呼吸中止、心血管疾病、肺功能缺損、肝腎功能異常、關節炎及癌症，這些疾病對手術及麻醉風險都有極大的影響。

減重手術是藉由改變腸胃道的結構來減重，因此如果開刀前有腸胃道不適或相關疾病，特別是胃食道逆流、消化道潰瘍或腫瘤，甚至是接受過胃腸道手術者，都可能影響手術的進行，或在手術後症狀加劇。

因此就診時，病人必須詳細告知醫師以前曾經罹患的各種疾病、服用過的藥物以及是否接受過其他手術等，以利醫師正確評估身體狀況及手術風險。

許多第二型糖尿病的患者也會因為嚴重肥胖的問題而求助於手術治療，面對這類患者，醫生需詳細詢問糖尿病罹病時間、使用過的治療方法、使用藥物及控制情況，以利評估手術的成效。

此外，讓醫師清楚知道患者每天要服用的藥物也非常重要，有些精神藥物、糖尿病用藥、類固醇、荷爾蒙或中藥、營養品等也都可能引起肥胖；而抗凝血劑（俗稱通血路的藥），如 Aspirin（阿斯匹靈）、Warfarin（可邁丁錠）、Plavix（保栓通膜衣錠）、Ticlopidine（利血達膜衣錠）、Pletal（普達錠）及一些非類固醇抗發炎藥物等，則可能會造成手術時血液不易凝固而增加出血風險，需要在開刀前停用。

◎ 有抽菸、喝酒的習慣嗎？

抽菸會影響肺功能並容易造成心血管疾病，增加手術及麻醉風險，也會造成手術縫合傷口癒合不良，並增加術後罹患消化道潰瘍的機會，因此在手術前後必須盡量戒菸。而喝酒除了會造成許多身體疾病外，因其所含熱量極高，更是成功減重的一大殺手。

◎ 對減重手術有不切實際的期待嗎？

了解病友想要接受手術的目的及對手術結果的期待，對於手術的成功與否十分重要！

有些病友可能對減重手術有異常的期待，例如：以為手術後就會馬上變瘦；或手術後就能大吃大喝，百無禁忌；或只要做手術，就可以瘦到標準體重，甚至會有模特兒的身材；或是以為只要開刀，糖尿病及其他疾病就會消失了，並且從此不用再吃藥、不用再回醫院追蹤；以及只要動手術，就不會再復胖……。

如果對於手術有不切實際的期待，患者便可能會因為無法達到目標而感到挫折、焦慮，甚至是憂鬱、暴飲暴食，造成惡性循環。

◎ 家人與朋友是否支持做手術？

從開始考慮接受手術、選擇手術的種類、術後的恢復到長期追蹤、維持等都會對病人的身體及心理造成極大的改變和影響，家人與朋友的支持可以幫助病友大幅減緩、改善心理的焦慮及身體的不適，幫助病友達到預期的減重效果，重獲健康。

可能增加手術時出血風險的藥品，都要在開刀前停用

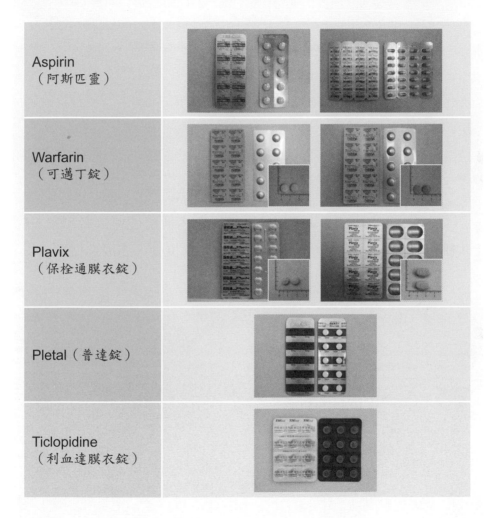

Aspirin （阿斯匹靈）	
Warfarin （可邁丁錠）	
Plavix （保栓通膜衣錠）	
Pletal（普達錠）	
Ticlopidine （利血達膜衣錠）	

做減重手術前要先進行詳細的身體檢查

進行減重手術前必須先經過詳細的身體檢查，包括測量身高、體重、腰圍、臀圍、血壓、心跳、呼吸、體脂率等，並觀察有無相關疾病的表徵。

◎ 抽血檢驗

減重手術前常見的抽血檢查項目包含全血球計數、血糖、血脂、肝腎功能、荷爾蒙、甲狀腺功能、凝血功能及營養相關的檢測（請參見第 73 頁）。

◎ 胃鏡檢查

所有的減重手術都會改變胃的結構，有些減重手術甚至在開刀後可能會引起胃食道逆流或縫合處潰瘍等，因此在手術前需安排胃鏡檢查，確認有無胃食道逆流、胃或十二指腸潰瘍、胃腫瘤等。

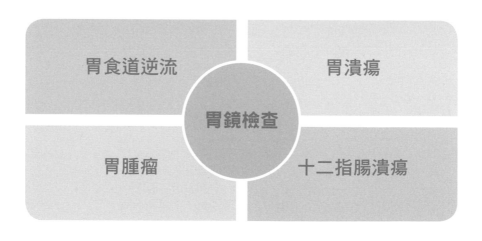

胃食道逆流　胃潰瘍　胃鏡檢查　胃腫瘤　十二指腸潰瘍

減重手術的抽血檢查項目

全血球計數（CBC+platelet）	評估有無貧血、血液疾病或血小板數目異常的問題。
血糖相關檢測	空腹血糖（AC glucose）、血中胰島素濃度（Insulin）、醣化血色素（HbA_1C）等。
血脂肪檢測	總膽固醇（Total cholesterol）、三酸甘油脂（Triglycerides）、高密度膽固醇（HDL cholesterol）及低密度膽固醇（LDL cholesterol）。
肝腎功能檢查	天門冬胺酸轉胺酵素（AST 或 GOT）、丙胺酸轉胺酵素（ALT 或 GPT）、尿素氮（BUN）、肌酐酸（Creatinine）。
荷爾蒙檢查	懷疑有多囊性卵巢症候群的婦女，須考慮做荷爾蒙的檢查。
游離四碘甲狀腺素（Free T_4）、**甲狀腺刺激素**（TSH）、**皮質醇**（Cortisol）、**腎皮促素**（ACTH）**檢查**	懷疑有甲狀腺功能低下或庫欣氏症候群等可能造成肥胖的疾病。
凝血功能檢查	凝血酵素原時間（PT）、活化部分凝血激素時間（PTT）。
營養相關檢測	視情況決定是否需要檢查，包括血清鐵（Iron）、血清鐵結合量（TIBC）、維生素 B_{12}（Vitamin B_{12}）、葉酸（Folic acid）、血清鈣（Calcium）。

什麼是庫欣氏症候群（Cushing's syndrome）？

庫欣氏症候群是一種內分泌或荷爾蒙障礙，主要是由腎上腺皮醇分泌增加所引起。腎上腺是位於腎臟上方的小腺體，會分泌包含腎上腺皮醇在內的多種荷爾蒙。腎上腺皮醇具有許多功能，包括調節蛋白質、醣類及脂肪的代謝、維持血壓、血糖及心臟血管功能、減緩免疫發炎反應，並可幫助身體應付壓力。

當腎上腺皮醇分泌不正常增加時，會造成軀幹性肥胖（身體肥胖，但四肢不胖）、滿月臉（臉圓如滿月）、水牛肩（肩背脂肪增加）、高血壓、高血糖、肌肉無力、背痛、皮下容易瘀青及腹部暗紫色條紋等，女性患者可能伴隨月經不規則、體毛增加，男性則可能會有性慾減低、性功能異常等現象，統稱為「庫欣氏症候群」。

引起庫欣氏症候群可能的成因很多，主要可以分為外源性或內生性兩大類：

- **外源性因素**：大多是經由長期服用類固醇藥物（俗稱美國仙丹）所引起，可能是醫學上用類固醇來治療免疫風濕性疾病的副作用，或是某些偏方為了加強療效，暗中加入類固醇等。

- **內生性因素**：可能是腎上腺或腦垂體的異常所引起，民眾如果有所懷疑，可以到內科進行相關評估及檢查。

◎ 其他檢查

　　肥胖病人通常合併有其他疾病，因此在手術前必須視病人的個別情況，進一步安排腹部超音波及心肺功能等相關檢查。

腹部超音波檢查

● 血液檢查發現肝功能異常或懷疑有膽結石→**腹部超音波檢查**。

● 嚴重肥胖的病人，因皮下脂肪肥厚，超音波的解析度較差，不一定可以看得清楚。

心肺功能檢查

● 懷疑心肺功能不良，為評估手術及麻醉風險→**心電圖、胸部Ｘ光、肺功能、心臟超音波、心導管等檢查**。

第 四 章

各種減重及代謝性手術的比較

文／楊博仁 · 林明燦

肥胖不僅會影響健康，也會降低生活品質，而單純的脂肪切除或抽取，只能局部雕塑曲線，並無法長期有效地降低體重，或改善健康，對於有嚴重肥胖問題的病人，減重手術才是最有效的減重方法。不過，手術雖然可以強迫減重，但最終的成果仍需病人配合、控制，才能長久維持。

減重手術是如何達到減重目的？

現今的減重手術是藉由改變腸胃道的結構來達到減重的目的，主要可以分為兩大類型態——限制食物攝取及減少養分吸收。

限制食物攝取的手術是利用減少胃的體積，讓病人在術後只吃少量的東西，就可以獲得飽足感，從而達到體重下降的效果，胃袖狀切除、胃束帶、胃內水球、胃摺疊及胃隔間等都是屬於這一類。

減少養分吸收的手術是利用改變腸胃道的走向，讓部分腸道沒有消化吸收的作用。但研究結果發現，單純的減少吸收手術後，病人的腸道細胞會補償性的增生來增加吸收，因此減重效果不好。目前這一類的手術都會合併減少胃容積的手術，使病人一方面吃得少，一方面吃進去的食物吸收差，而達到減重的目的，胃繞道、膽胰繞道及胃袖狀切除合併十二指腸空腸繞道術就是屬於這一類的手術。

減重手術分 **2** 種類型

限制食物攝取	限制食物攝取 + 減少養分吸收
↓	↓
減少胃的體積	改變腸胃道的走向
胃袖狀切除手術	胃繞道手術
可調式胃束帶手術	膽胰繞道手術
胃內水球	
胃摺疊手術	胃袖狀切除手術合併
胃隔間手術	十二指腸空腸繞道術

減重手術的健保給付規定

台灣健保對於減重手術治療的給付主要是根據美國國家衛生研究院在 1991 年所公布的標準，須符合下列六項條件。

1 BMI > 40（病態性肥胖），或 BMI > 35 且合併有肥胖相關併發症（重度肥胖）。

2 年齡介於 18 ～ 55 歲。

3 經半年以上的內科減重治療失敗。

4 無內分泌系統異常或其他會造成肥胖的疾病。

5 無藥物濫用或精神疾病。

6 無重大器官功能異常並能接受外科手術風險。

如果符合上述條件，病人只需負擔腹腔鏡耗材費用、病房差額及健保部分負擔，約數萬元到十幾萬元不等。

　　因為腹腔鏡手術可以大幅降低手術風險及幫助病人快速復原，因此目前幾乎所有的減重手術都是以腹腔鏡微創方式來進行。微創手術器械的發展也日新月異，新的器械可以減少手術出血、滲漏及其他併發症發生的機會，但相對地，費用也較高，因此手術費用的差異除了各家醫院的政策外，主要是來自於手術方式及所用器械種類的不同，例如利用最新的機器手臂來進行減重手術，費用約需二十幾萬元。建議病友在手術前可以多加比較，多與醫師溝通，選擇最適合自己的治療方式。

　　目前減重手術的風險已經大幅降低，病友接受手術後的好處遠遠大於壞處，因此世界各國已經陸續放寬減重手術的施行標準，如果體重不符合健保標準或因為糖尿病而自費接受手術者，目前台灣的費用約十幾萬元到二十幾萬元不等。

減重手術的對象

在前文提到，台灣健保局對於 BMI 大於 40 或 35 且合併有肥胖相關併發症的人可部分給付減重手術相關費用，但這是根據美國國家衛生研究院在 1991 年所提出的標準，已經是二十幾年前的資料。

在過去這二十幾年間，對於減重手術的了解和技術、器械的研發都有長足的進步，減重手術的相關併發症及危險性也大幅降低，所獲得的長遠好處遠大於開刀風險及壞處，因此世界各國對於減重手術的建議標準一直在放寬。

世界減重及代謝性手術協會亞太分會在 2011 年時建議：亞洲人如果 BMI 大於 35 或 30 且合併有控制不良的肥胖相關併發症，就可以接受減重手術。

◎ 減重手術可有效改善第二型糖尿病

隨著對減重手術的研究日益透徹，醫界發現減重手術除了可以長期有效控制體重外，更可以大幅改善肥胖相關代謝性疾病，其中對於第二型糖尿病更是有神奇的改善效果，病人在接受手術後（**特別是胃腸繞道手術**），糖尿病通常會快速、有效地得到改善，病人可能本來需要服用兩、三種口服降血糖藥或打胰島素，在開完刀後可能不需再服用任何藥物，或只需服用少量藥物即可將血糖控制得很好，因此減重手術在最近幾年又有一個新的名稱為「代謝性手術」或「糖尿病治療手術」（**請參考本書第 149 ～ 164 頁**）。

目前的醫學對於手術治療第二型糖尿病的詳細機轉仍不十分清楚，但初步看來，如果糖尿病罹病時間較短，術後可以完全不用吃藥、打針的機會很高，如果患有糖尿病的時間超過 10 年，則術後完全不用吃藥、打針的機會較低。

現今醫界已經將手術治療放入糖尿病治療的準則裡。世界糖尿病聯盟建議，如果患有第二型糖尿病的亞洲人，BMI 大於 32.5 或 27.5 且糖尿病控制不良、特別是合併有心血管疾病者，就可以考慮手術治療糖尿病。

減重手術的適應症

健保給付規定	BMI > 40 或 > 35 且合併有肥胖相關併發症
世界減重及代謝性手術協會亞太分會建議	亞洲人如果 BMI > 35 或 > 30 且合併有控制不良的肥胖相關併發症
糖尿病患者	患有第二型糖尿病的亞洲人，BMI > 32.5 或 > 27.5，且糖尿病控制不良、特別是合併有心血管疾病者

常見減重手術的種類

◎ 胃袖狀切除手術

　　胃袖狀切除即是俗稱的「胃縮小手術」，是將胃大彎處大部分的胃切除，只剩下一條細細長長、像袖子一樣的小胃，因此稱為胃袖狀切除手術，在大陸又被稱為「香蕉胃手術」。

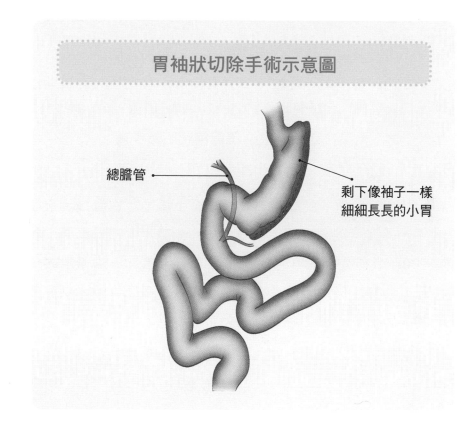

胃袖狀切除手術示意圖

總膽管

剩下像袖子一樣
細細長長的小胃

切除後，剩下胃的體積約 100 ～ 150cc 左右，因此術後只能吃少量的東西；此外，因為切除的胃包含了會分泌刺激食慾荷爾蒙的細胞，病人術後食慾也會降低。近年來，越來越多的研究顯示胃袖狀切除術後胃腸道的蠕動和荷爾蒙的分泌都有改變，對於糖尿病等代謝性疾病也有很好的改善效果。

胃袖狀切除術本來是膽胰繞道術的第一階段手術，後來發現這種手術對於體重及代謝性疾病有很好的控制效果，因此被獨立出來。

最新的研究發現，特別是對於東方人，胃袖狀切除手術的體重減輕效果不亞於胃繞道，且較不會有胃繞道手術會發生的長期性潰瘍及吸收不良等問題，因此在最近幾年，不管是在亞太各國或台灣，有一半以上的減重手術病人都是選擇胃袖狀切除手術。

減重效果

胃袖狀切除手術一般約在術後 1 年至 1 年半左右會達到最好的減重效果，通常可以減去超重體重的 60 ～ 70％，或降低術前體重的 25 ～ 30％。在 2 年後可能會有輕微的體重增加，需盡量避免高熱量流質的食物（例如：可樂、汽水、奶茶、巧克力、冰淇淋等）及暴飲暴食，才可達到最好的體重減輕效果。

研究顯示，除了體重降低外，胃袖狀切除手術對於糖尿病、睡眠呼吸中止、高血壓、高血脂等肥胖相關疾病也有很好的改善效果。

手術時間及住院天數

腹腔鏡胃袖狀切除手術一般在肚子上會有 3～5 個 0.5～1.2 公分的小傷口。手術時間約 1～2 個小時，手術後一般約需住院 2～4 天。

手術併發症

胃袖狀切除手術可能的術後併發症包括了出血、傷口感染、縫合處滲漏、胃腸道損傷或阻塞、肺炎、泌尿道感染等，機率約 5％。此外，手術後可能因為致命的肺栓塞、心臟病或嚴重的敗血症而死亡，根據國內外的統計資料，腹腔鏡胃袖狀切除手術的死亡率約 0.2～0.4％ 不等。

長期併發症

胃袖狀切除手術最常見的併發症為**胃食道逆流**，大多在手術後 1～2 年會逐漸改善，少數人可能需長期吃藥，症狀嚴重者，可能需要進行第二次手術來改善胃食道逆流引起的不適。

胃袖狀切除手術不太會有如胃繞道手術術後因吸收不足所造成的嚴重營養不足（如鐵、鈣、脂溶性維生素、維生素 B_{12}、葉酸等），但仍需長期追蹤，適時補充缺乏的營養素（如鈣、鐵、葉酸）。

◎ 胃繞道手術

胃繞道手術過去在美國被視為是減重手術的黃金準則，是目前最常使用的減重手術中「減重」效果最好的。

手術主要可以分為兩部分，第一部分將胃分成一個約 30 ～ 50 cc 的小胃和剩下的大胃，只有小胃會有食物經過，因此病人只要吃一點東西就會飽；第二部分則是改變小腸的結構及方向，使 150 ～ 200 公分的小腸沒有正常的消化吸收作用，因此病人一方面吃得少，消化吸收又差。

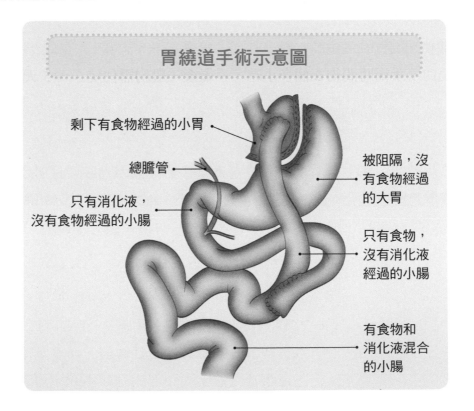

胃繞道手術示意圖

剩下有食物經過的小胃

總膽管

只有消化液，沒有食物經過的小腸

被阻隔，沒有食物經過的大胃

只有食物，沒有消化液經過的小腸

有食物和消化液混合的小腸

減重效果

胃繞道手術一般約在術後 1 年至 1 年半左右會達到最好的減重效果，通常可以減去超重體重的 60 ～ 80％，或降低術前體重的 30 ～ 35％。在 2 年後會有約 5 ～ 10％左右的體重增加，需病友長期配合才可維持最好的減重效果。

胃繞道手術對於第二型糖尿病的治療成效很好，約 80％的第二型糖尿病病友術後不需再服用糖尿病藥物，其他對於諸如睡眠呼吸中止、高血脂、高血壓等肥胖相關疾病也有很好的改善效果。

手術時間及住院天數

腹腔鏡胃繞道手術一般在肚子上會有 4 ～ 5 個 0.5 ～ 1.2 公分的小傷口。手術時間約 2 個多小時，手術後一般約需住院 3 ～ 5 天。

手術併發症

腹腔鏡胃繞道手術可能的術後併發症包括了出血、傷口感染、吻合處滲漏、胃腸道損傷或阻塞、肺炎、泌尿道感染等，機率約 5 ～ 10％。此外，手術後可能因為致命的肺栓塞、心臟病或嚴重的敗血症而死亡，根據國內外的統計資料，腹腔鏡胃繞道手術的死亡率約 0.4％。

長期併發症

胃繞道手術長期可能的併發症為**胃腸吻合處潰瘍、吻合處狹窄、腸阻塞及膽囊結石**等，也有些人術後會有**傾食症候群**（請參見本書第 121~123 頁），在吃完東西後可能出現腹部或身體不適，可以藉

由飲食習慣的改善，如盡量避免濃縮性甜食（例如：可樂、蛋糕、冰淇淋等），用餐時細嚼慢嚥，不要同時喝湯或喝水和飲料，來減緩症狀的發生。

此外，胃繞道因為合併有吸收不良的作用，所以長期會有身體所需**營養素不足**的問題，如可能會缺少維生素 B_{12}、蛋白質、鈣質、鐵質及維生素 A、D、E、K 等營養素，因此需要每天補充鐵質及維生素含量豐富的食物，或補充綜合維生素錠等，以避免併發症的發生。其中最常見的問題是**貧血**，大多是缺乏鐵、葉酸及維生素 B_{12} 所造成，可以藉由每天補充鐵劑和綜合維生素來避免，但仍有少數的人需定期靜脈注射鐵劑或輸血治療。

另外，可能的長期營養素缺乏後遺症還包含因為缺鈣所造成的**骨質疏鬆**及**副甲狀腺功能異常**，缺乏維生素 B_1 及 B_{12} 引發的**神經病變**，缺乏蛋白質、鋅及微量元素所造成的**掉髮**，以及脂溶性維生素 A、D、E、K 缺乏等，因此需長期追蹤並補充所需的營養素。

◎ 可調式胃束帶手術

　　可調式胃束帶是利用一條矽膠做成的帶子將胃的上半部隔出一個 30cc 左右的小囊，術後可以藉由埋在肚皮下的調節器來調整帶子的鬆緊，病人在少量進食填滿胃小囊後即會產生飽足感，進而達成減重的目的。

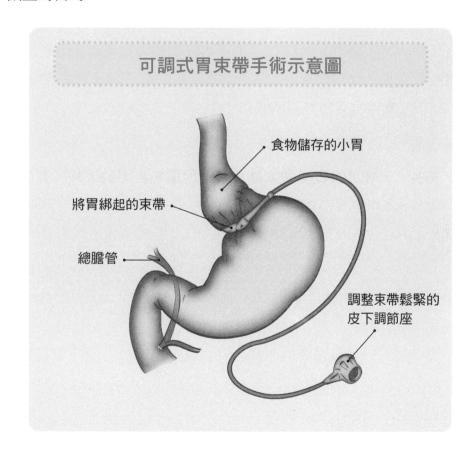

可調式胃束帶手術示意圖

食物儲存的小胃

將胃綁起的束帶

總膽管

調整束帶鬆緊的
皮下調節座

病人接受手術後，需要約 1 ～ 2 年的時間慢慢調整帶子到最適合的鬆緊，此外，術後需要病人良好的配合，回到低熱量均衡飲食後，長期須避免流質食物，再搭配適量的運動，如快走、游泳和騎腳踏車等，才可達到良好的減重效果；如果開完刀後無法配合改變飲食及生活習慣，則胃束帶減重效果會不如預期。

可調式胃束帶手術因為沒有做胃腸道的切割縫合，相對是一個安全又簡單的減重手術，因此在 2000 年初期被廣為使用，但近年來因為減重效果不如預期，因此施行比率已經大幅下降，逐漸被包含胃袖狀切除在內的其他術式所取代。

減重效果

胃束帶手術一般約在術後 2 ～ 3 年會達到最好的減重效果，通常可以減去超重體重的 40 ～ 50%，或降低術前體重的 15 ～ 20%。在體重下降後，與肥胖相關的代謝性疾病，如糖尿病、睡眠呼吸中止、高血壓、高血脂等也有不錯的改善效果。

手術時間及住院天數

腹腔鏡可調式胃束帶手術一般在肚子上會有 3 ～ 5 個 0.5 ～ 1.2 公分的小傷口。手術時間約 1 個小時左右，手術後一般約需住院 1 天。

手術併發症

　　腹腔鏡可調式胃束帶手術可能的併發症包括了出血、感染、胃腸道損傷等，機率約 1％。此外，因為手術時間短，發生致命的肺栓塞、心臟病等機率較低，約 0.1％。

長期併發症

　　胃束帶長期可能的問題包含**胃食道逆流**以及束帶滑脫造成**胃囊變大、束帶侵蝕胃壁**及**調節器損壞**等。胃束帶術後不太會有嚴重的營養不足，但仍需長期追蹤，適時補充缺乏的營養素。

◎ 胃內水球

胃內水球嚴格來說不算是減重手術，它是在靜脈麻醉的狀態，在胃鏡的輔助下從嘴巴經食道，在胃內放入一個 400 ～ 700 cc 的矽膠水球，因為不需開刀，因此是一個相對安全的肥胖治療方式。

雖然相對於減重手術，水球的侵襲性極低，但目前水球只能作為短暫過渡時期的工具，希望病患可以在放置期間養成良好的飲食和生活作息，或當作超級病態性肥胖病人在接受手術前降低手術風險的工具。

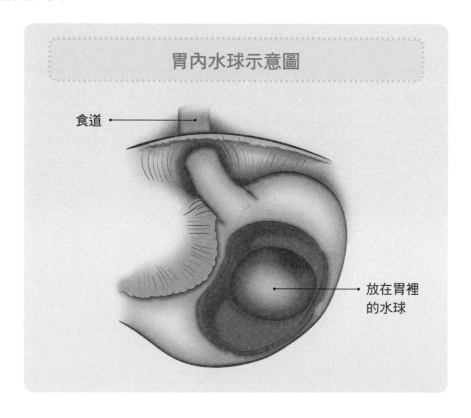

胃內水球示意圖

食道

放在胃裡的水球

減重效果

在水球放置的半年內，一般可以減輕體重的 10 ～ 15％，但需配合飲食、運動及生活習慣的改變，否則經過半年移除水球後，有極高的機會復發。

手術時間及住院天數

胃內水球放置的過程一般約 30 ～ 40 分鐘左右，一般麻醉清醒後即可出院，如果噁心、嘔吐情況嚴重，可以住院藥物治療 1 天後出院。

術後併發症

水球放置後的 1 週內，會有嚴重的噁心及嘔吐症狀，但在藥物輔助下，情況會隨著時間慢慢改善，期間需注意水分及電解質的補充，以避免脫水的情況發生；少數的病人會因為嚴重的身體不適而提早移除水球。

長期併發症

在水球放置期間，需每天服用胃藥，以降低胃酸分泌，避免**水球破裂**及**胃潰瘍**的發生。一般水球內放置的液體會加入藍色染料，如果發現小便變藍即代表水球破裂，需立即回醫院診治。

水球放置期間，病人只吃少量的食物即可獲得飽足感。但因胃分泌的胃酸會慢慢侵蝕水球，所以胃內水球建議只能放置半年，超過半年後水球破裂的機會增加，嚴重可能會造成腸道阻塞或壞死。

不適用胃內水球的病患

　　水球放置前要先以胃鏡檢查胃部，如果病人有胃潰瘍、接受過胃部手術、有嚴重的胃食道逆流或裂孔疝氣等問題者，都不適合水球放置。

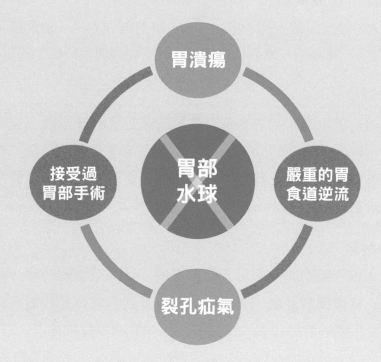

其他減重手術種類

除了上述幾種目前台灣常見的減重手術外，還有其他減重手術方式，有些是因為副作用多或效果不如預期，幾乎已經不施行了，如胃隔間、膽胰繞道術等；有些則是近幾年內才新發展出來的開刀方法，如胃摺疊、胃束帶加摺疊手術及十二指腸空腸繞道加胃袖狀切除手術及機器手臂輔助手術等，這些手術方式因為較新穎，長期的手術風險、效果和併發症等尚未明朗，仍有待進一步的研究及時間證實。

◎ 胃隔間手術

胃隔間手術是在西元2000年以前最盛行的減重手術方式。手術方式是在胃的上半部利用一個縱向切割，隔出一個小的胃囊，同時將胃囊外面以帶子固定，以避免日後胃囊撐大，但後來因為手術風險較高且減重效果不如其他新的手術方法，目前已經幾乎沒有人接受胃隔間手術。

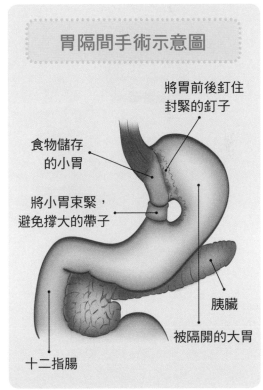

胃隔間手術示意圖

將胃前後釘住封緊的釘子

食物儲存的小胃

將小胃束緊，避免撐大的帶子

胰臟

被隔開的大胃

十二指腸

◎ 膽胰繞道手術

　　膽胰繞道手術是將大部分的胃切除後再加上大部分的小腸繞道，術後只有很短的小腸還有正常消化吸收的作用，雖然對於減重及糖尿病治療的效果要比胃繞道手術好，但因為手術風險較高，且病人術後會有長期的吸收不良所造成的嚴重營養素缺乏，因此目前台灣沒有人在施行這項手術。

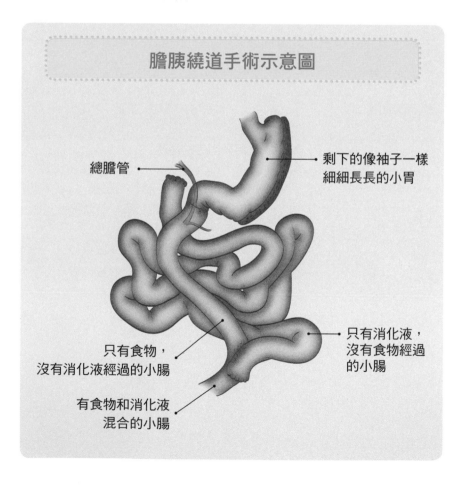

膽胰繞道手術示意圖

總膽管

剩下的像袖子一樣
細細長長的小胃

只有消化液，
沒有食物經過
的小腸

只有食物，
沒有消化液經過的小腸

有食物和消化液
混合的小腸

◎ 胃摺疊手術

胃摺疊手術是將胃大彎的血管分離後，將大部分的胃往胃腔內摺疊縫住，手術後的胃變成類似胃袖狀切除的管狀構造，可藉由減少胃的體積來減少食物攝取、降低體重。

胃摺疊術不需要做胃腸的切割縫合，理論上較安全，但仍有滲漏的案例發生，且病人術後不適感比其他手術強烈，且2～3年後仍有復胖的情形，因此仍有待進一步長期追蹤，觀察其成效。

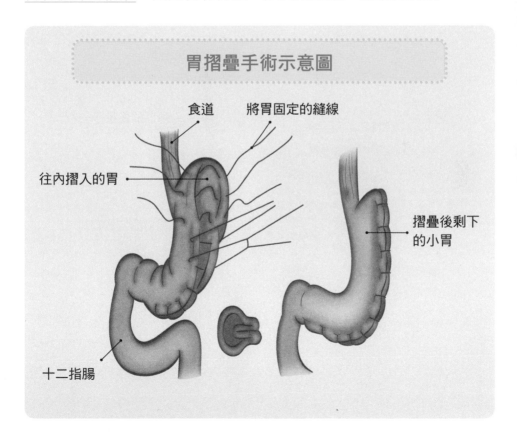

胃摺疊手術示意圖

食道　將胃固定的縫線

往內摺入的胃

摺疊後剩下的小胃

十二指腸

◎ 胃束帶摺疊手術

　　因為單獨施行胃束帶或胃摺疊手術的減重較果不佳，因此有學者將胃摺疊後，在胃的上端再加上胃束帶，希望可以達到相輔相成的減重效果。少數早期的報告顯示減重效果不差，但併發症比單純胃束帶或胃摺疊手術高，長期效果仍有待進一步的研究證實。

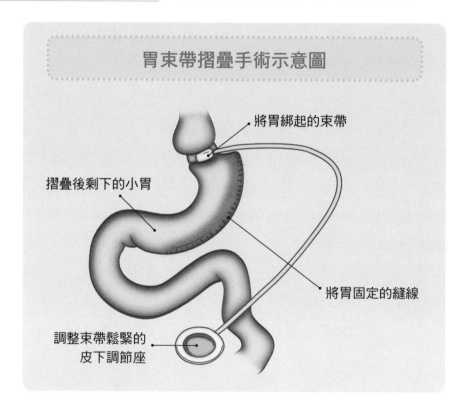

胃束帶摺疊手術示意圖

將胃綁起的束帶

摺疊後剩下的小胃

將胃固定的縫線

調整束帶鬆緊的
皮下調節座

◎ 十二指腸空腸繞道加胃袖狀切除手術

　　這項手術是先做胃袖狀切除後，再將十二指腸前端截斷並與後面的小腸吻合，因此效果類似胃繞道手術，同時兼具限制食物攝取及減少養分吸收的作用。

　　因為這項手術保留了胃幽門部，因此擁護者主張與胃繞道相比較，不會有術後位吻合處潰瘍的發生，但手術範圍較胃繞道大、風險較高，長期仍會有營養素吸收不良的問題，因此仍有待進一步大規模的長期研究觀察其風險、效果及併發症。

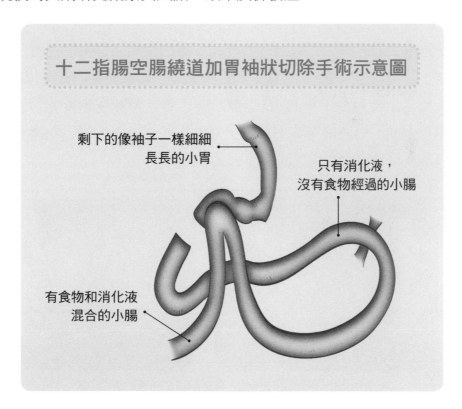

十二指腸空腸繞道加胃袖狀切除手術示意圖

剩下的像袖子一樣細細長長的小胃

只有消化液，沒有食物經過的小腸

有食物和消化液混合的小腸

◎ 機器手臂輔助手術

　　機器手臂輔助手術是一種最新的微創手術方式，它的傷口大小和傳統腹腔鏡手術類似，本章所述的各種減重手術都可以利用機器手臂輔助方式來進行。兩者的差別在於傳統腹腔鏡手術是伸入長且直的器械來進行開刀，手術器械無法彎曲，在一些狹小空間裡較不容易操作，而機器手臂手術的器械則可以在狹窄的空間裡做到像手腕一樣的靈活運動，因此可以做到較精細的分離、切割和縫合。此外，傳統的腹腔鏡手術，醫師看到的是平面影像，而在機器手臂設備輔助下，醫師看到的是 3D 立體影像，因此可以更精準地進行手術。

　　嚴重肥胖的病人因為肚子內充滿了脂肪組織，醫師開刀時只能在狹小的空間裡做事，因此手術的困難度比一般腹腔鏡手術來得高，這時機器手臂輔助手術的 3D 立體影像和靈活手腕運動對開刀醫師就很有幫助。但機器手臂輔助的手術費用較高，病人可以和醫師詳加討論，選擇最適合自己的手術方式。

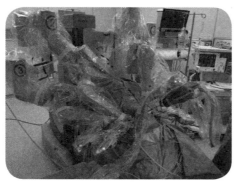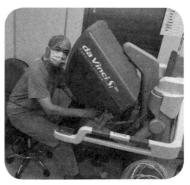

▲ 透過機器手臂設備的輔助，醫師可以更精準地進行手術。

台灣常見的減重手術比較

	胃袖狀切除 （胃縮小）	胃繞道	胃束帶
手術方式	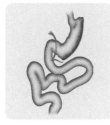	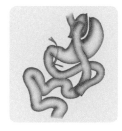	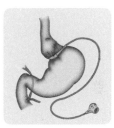
原理	限制食物攝取	限制食物攝取及減少養分吸收	限制食物攝取
減重效果	減少 25～30% 體重	減少 30～35% 體重	減少 15～20% 體重
手術風險	中等	較高 （死亡率約 0.4%）	較低
長期併發症	中等	較高	較低
長期營養素缺乏	輕微	需長期補充營養素	輕微
備註	目前台灣及亞太地區施行最多的減重手術	對於糖尿病的治療效果最佳	施行數目近年來大幅下降

101

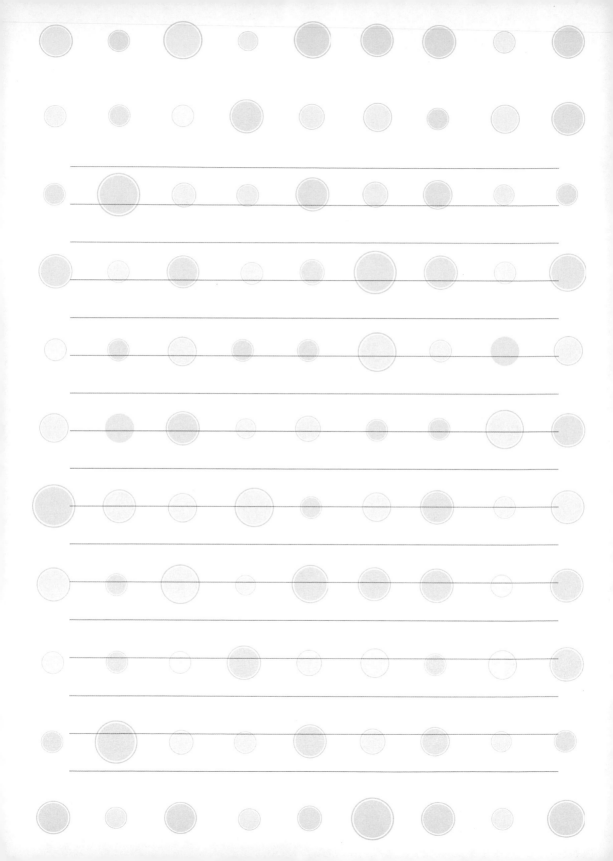

第 五 章

減重及代謝性手術
前／中／後
診查及飲食照顧

文／楊博仁　‧　林明燦

接受減重手術的病人通常是在手術前一天就要辦理住院，到醫院時除了身分證、健保卡、換洗衣物及相關住院用品外，記得要攜帶平常每天服用的藥物，如果有因為睡眠呼吸中止而使用呼吸器，也要記得一起帶到醫院內使用。醫院會在住院後安排抽血、心電圖、胸部 X 光等檢查，再次確認病人手術前的身體狀況。

手術及麻醉科醫師會在手術前再次確認之前所有檢查的結果，及詢問病人某些特定的藥物（如抗凝血劑）是否已停藥，並向病人及家屬解釋開刀的相關事項和簽署手術同意書。

手術前的準備

為配合全身麻醉，病人通常在手術的前一晚午夜 12 點後就開始禁食。此外，在進入手術室前，醫療團隊可能會為病人裝置雙下肢抗血栓彈性襪及間歇性按摩加壓器和鼻胃管。

◎ 使用雙下肢抗血栓彈性襪及間歇性按摩加壓器

因為肥胖病人的下肢循環通常較差，加上腹腔鏡手術會對腹部造成壓力，影響下肢靜脈迴流，使用下肢彈性襪及按摩加壓器，可以在手術過程中經由對下肢的間歇性外力按摩而促進血液循環，避免因為血液鬱積而造成靜脈栓塞、肺栓塞等致命的併發症。

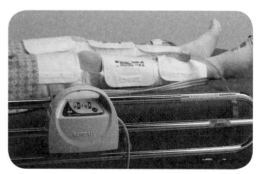

▲ 術中使用雙下肢抗血栓彈性襪及按摩加壓器可避免靜脈栓塞、肺栓塞等併發症。

◎ 放置鼻胃管

醫師會視病人情況及手術種類決定需不需要放置鼻胃管。雖然在鼻胃管放置的過程中會有些許的不適，但鼻胃管對於手術的進行十分重要，可以減少相關併發症（*如肝臟、脾臟及腸道的損傷、吻合處滲漏、出血等*）發生的機會，如果沒問題，鼻胃管通常會在手術後儘快拔除。

手術中的監測

手術時，麻醉科醫師會進行氣管插管、全身麻醉，並視病人情況及手術種類放置中心靜脈導管、動脈監測管及尿管等來監測手術中的病人狀況。

減重手術通常都以腹腔鏡方式進行，根據病人的身體狀況及不同的手術種類，手術時間一般約 1 ～ 3 小時不等，一般常規減重手術過程中不需要輸血。開刀後，醫師會根據個別情況決定是否放置腹腔內引流管。

◎ 放置腹腔內引流管

胃袖狀切除及胃繞道手術會進行腸胃道切割及縫合，腹腔內引流管一般是放置在縫合處，如果術後有出血或吻合處癒合不良而發生滲漏時，醫師可以藉由觀察引流管的情況而早期偵測、早期處理。

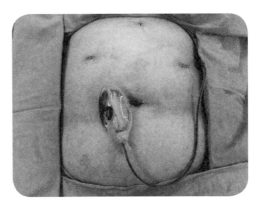

▲ 藉由觀察引流管的情況可提早發現、處理出血或滲漏的問題。

手術後的照護

　　手術後，醫療團隊會視病人的需要及手術中的情況來決定開刀後是否需要移入加護病房觀察。減重手術後需要送到加護病房的原因通常不是因為手術中有什麼狀況發生，而是肥胖者通常合併許多其他疾病，或心肺功能較差，加護病房因為監測設備及人員充足，可以提供較完整的術後照護。順利的話，一般會在手術後隔天轉回普通病房。

◎ 回到病房後的護理

　　如果開刀後直接送回普通病房，或從加護病房轉回普通病房後，醫師會儘快拔除鼻胃管、尿管等。病人在拔除這些管子後，需要**多下床行走**，即使躺在床上，也要**多做深呼吸**。此外，如果手術前就因為睡眠呼吸中止問題而必須使用呼吸器者，術後記得要繼續使用，以減少肺部併發症發生的機會，加速復原。

　　護理人員會定時量測病人的體溫、血壓、呼吸、心跳等，並記錄引流管的情況，如果是糖尿病病人，還會監測血糖濃度。術後禁食期間，如果有高血壓、高血糖等發生，會以靜脈注射藥物的方式治療。

　　開刀後如果有任何不舒服，請隨時和醫護人員反應，假如傷口疼痛難耐，可以注射止痛藥物，或裝設自控式止痛設備，病人可以

自己調控止痛。良好的疼痛控制對於術後的復原有很大的幫助，千萬不要因為不好意思而一直忍痛，甚至不敢下床，反而減緩術後復原時間及增加肺部併發症發生的機會。

在剛開完刀的前幾天，病人通常會覺得胸口不舒服、噁心想吐，這通常是因為手術後胃尚未習慣而收縮痙攣造成，會隨著時間慢慢改善，但仍須注意是否有心臟疾病發生的可能。

◎ 開始進食後的注意事項

一般在手術後的第 1 天或第 2 天就可以喝水，但因為開刀後胃的容量變得很小，因此第一次喝水時建議先喝 30 cc 就好，沒有感覺不舒服的話，再慢慢增加喝水的次數和水量。

有些人在第一次喝水時，胃會因為痙攣而產生噁心感，嚴重的甚至會有腹痛及嘔吐的狀況，如果真的覺得很不舒服就先休息不要勉強，過一段時間再慢慢嘗試，狀況通常會隨著時間逐漸好轉。如果喝水沒問題後，就可以開始進行清流質飲食，相同地，一開始份量不要太多，等適應後再慢慢增加次數和份量。

在開始經口進食後，醫師就會開立口服的止痛藥和胃藥，如果有開刀前每天常規服用的藥物，經過醫師評估後也可以開始恢復使用。

如果吃清流質食物沒有嚴重不舒服的感覺後，醫師就會逐漸減少靜脈點滴的劑量，液體及營養準備改由食物來供應，並移除剩下的引流管，然後就可以出院回家調養。

什麼是臨床試驗？

現今醫學的進步是建立在許多前人的研究成果上。以胃潰瘍為例，在三、四十年前，胃潰瘍的治療還是以外科手術切除為主，病人常常因為肚子痛、胃穿孔或出血而緊急開刀，手術傷口大又長，而且併發症不少、死亡率高，但隨著醫學研究，發明了胃鏡檢查、發現了胃幽門桿菌並開發了效果良好的胃藥，目前幾乎沒有人因為單純的胃潰瘍而接受手術了。

所謂的臨床試驗是針對目前在臨床上我們還不清楚的部分，以科學的方法來研究分析，希望可以解決目前醫療沒辦法克服的難題。合格的臨床試驗都需要在倫理委員會的嚴格監督下進行，因此受試者的安全及權益受到嚴格的保障，有時候，受試者還會因為加入臨床試驗而獲得額外的檢查或最新的治療方式。

目前醫界對於嚴重肥胖、第二型糖尿病和減重手術等仍有許多不了解的地方，希望可以藉由臨床試驗的研究，找出新的治療方法，或許在未來我們可以開發出新的藥物，不用開刀就可以有效的控制體重，改善健康。

發生手術併發症時，怎麼辦？

醫學有所謂的不確定性，就算是相同的疾病、相同的身高體重、相同的手術方式，但結果卻不見得一樣。世界上沒有絕對安全的手術，每種治療方式都有程度不等的風險存在，沒有人希望手術產生併發症，併發症的發生對病人、家屬和醫療團隊都是沉重的壓力。但萬一有併發症發生時，請盡量不要傷心、憤怒或慌張，靜下心來與醫療團隊多溝通、討論和配合，儘早積極處理避免惡化，才能將併發症所造成的傷害降到最低。

第 六 章

出院後的生活須知

文／楊博仁 · 林明燦 · 賴聖如

術後出院，就是肥胖及糖尿病患者人生重大改變的開始，不管是在身體、飲食及生活習慣上都與手術前有很大的不同，需要病友們與醫療團隊好好配合，定期回診追蹤，才能瘦得成功又健康。

術後，生理上會有什麼變化？

「**胃變小了**」，術後第一次喝水會很明顯感受到這個事實，有些人會很坦然接受且會開心地說：「以後就算想吃很多食物也都沒辦法了！」但許多人則會感到挫折沮喪，反覆詢問：「以後就只能吃這樣少的食物嗎？」

術後剛出院時，因為腸胃道尚未適應開刀後的變化，飲食還沒回到一般正常狀態，這段期間必須特別注意水分的攝取。因為無法一次喝下太多水，不妨隨身攜帶水瓶，想到時就喝幾口，每天最少要喝 1500 cc 以上的水分才足夠。由於水分及纖維攝取量驟減的關係，所以容易合併**嚴重的便秘**。

因為三餐侷限於流質飲食及食物變化受限，**維生素不足**也是相當常見的問題。在餐與餐中間如果有覺得無力，可能是有低血糖的情形，可以隨身攜帶糖果來應急，或攜帶蜂蜜水少量啜飲，並逐步調整飲食習慣和用藥種類，避免同樣的情況再發生。

術後 1 個月內，還會感到有很明顯變化的可能就是「**皮膚變得乾燥**」。健康的成人每天需要約每公斤 30cc 的水分，也就是一個體重 80 ～ 100 公斤的人，每日的水分需要量約 2500 ～ 3000cc，如果忘記隨時補充水分，便很容易感到皮膚乾燥。

◎ 進食後嘔吐

引發的原因	• 大口進食導致胃部不適 • 腸道蠕動協調尚未適應 • 飲食習慣尚未適應過來
改善的方法	• 進行階段式飲食 • 細嚼慢嚥 • 每次少量進食

剛手術完，常有人忘了胃已經變小了，照常大口吃、大口喝，所以嘔吐的情況在手術後開始嘗試進食時最常發生。

除了大口進食使得胃部感到不適外，會發生嘔吐通常是因為腸胃道蠕動協調尚未適應，加上飲食習慣還沒調整過來所致，因此在開刀後開始進食──由水開始到正常飲食，約需要 1 個月的時間。

這段時間裡必須進行階段性飲食，由**清流質** ──**流質**→**半流質** ──**軟質** ──**正常飲食**，一步一步慢慢來。

出院後就要馬上回到職場工作的人，由於必須回到外食飲食模式，可以利用市售的米麥粉、五穀粉、核果粉、麥片粥、麵糊、燕麥奶或均衡營養配方奶作為流質飲食的進展及營養補充。

如果噁心、嘔吐的情況嚴重，就回到上一個飲食階段，等適應後，再朝下一個階段前進。由於每個人適應的情況不同，回到正常飲食的時間從數週到數個月不等。

　　開刀後最難調適的就是吃東西的量和速度。大多數肥胖的人在手術前的飲食習慣通常都是大口、快速、量多，這樣的飲食習慣已經維持了幾十年的時間，在開刀後突然面對只能吃一點東西——約30cc，而且不能吃太快，一吃快就會嘔吐的情況常常感到不能適應，建議可以選擇用小餐碗和餐盤來裝盛食物，每口都細嚼慢嚥，等咬到食物軟爛、仔細品嚐過食物的味道後再吞下，每次用餐時間盡量維持在30分鐘左右，慢慢養成習慣，才能避免嘔吐不適的情況發生。

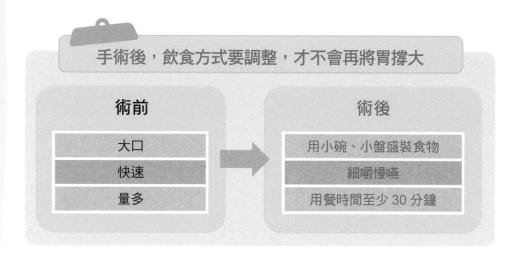

手術後，飲食方式要調整，才不會再將胃撐大

術前		術後
大口	→	用小碗、小盤盛裝食物
快速		細嚼慢嚥
量多		用餐時間至少 30 分鐘

術後第 1 天

| 清流質 | 如：米湯、蔬菜清湯、蜂蜜水、運動飲料、電解質水等 |

⬇

| 流質 | 如：麥糊、水果泥、蔬菜泥、肉泥，其他食物也要用果汁機打成泥狀 |

⬇

| 半流質 | 如：魩仔魚粥、餛飩麵、烏龍麵、蚵仔麵線、米粉湯、滑蛋瘦肉粥、山藥粥、陽春麵、小米粥等 |

⬇

| 軟質 | 如：燴豆腐、大黃瓜鑲肉、番茄炒蛋等，可搭配白米飯、麵條或粥品 |

⬇

正常飲食

術後第 31 天

◎ 長期進食後嘔吐

欠缺的營養素	維生素 B_1、B_6
要補充的食物	瘦肉、魚、家禽、黃豆、豌豆、花生、地瓜、全穀類（如：燕麥、糙米、胚芽米）

　　術後大量飲食除了會造成噁心嘔吐外，也會造成已經縮小的胃再度慢慢被撐大而影響減重效果，嚴重時甚至會造成胃腸道破裂，必須小心注意。

　　如果手術後一段時間仍有持續嘔吐的情況，可能是維生素 B_1 及 B_6 缺乏所導致，可以藉由補充維生素來改善。另外，如果持續嘔吐或突然症狀加劇，則要考慮是否發生了胃腸道狹窄或阻塞，要儘快與醫療團隊聯絡診治才好。

◎ 身體出現脫水狀況

欠缺的營養素	水分
補充水的秘訣	隨時不忘飲水，充分補充水分

　　術後、還沒開始進食時，醫師通常會給予患者點滴，幫助補充水分及電解質，但開始進食並且沒有感覺不適後，醫師就會取消點滴的補充。

　　術後一開始的飲食進展從每次 30cc 開始，比平時一口食物還少，但由於胃口變小的關係，所以不易產生飢餓感，每日總進食量通常少於 500cc。尤其在點滴停止後，皮膚會有乾燥現象，反應出水分的不足，身體呈現脫水的狀態。

◎ 排便習慣改變

欠缺的營養素	水分、膳食纖維
補充水的秘訣	隨身攜帶保溫環保杯，隨時補充水分，一般開水或雞湯、大骨湯等各式湯品、果汁皆可；並多攝取寡糖、水溶性纖維等軟質纖維，如：菜心、大白菜、番茄、角豆、豆莢、大黃瓜、山藥等

即使在未來數週，食物質地上已有相當進展，已可以由流質食物到軟質食物，仍建議在出院後，應隨身攜帶保溫瓶或環保杯，提醒自己補充水分。

剛開完刀後，仍處於階段式飲食時期，因為減少胃部的蠕動及刺激，且飲食選用含纖維、難消化肉類的筋較少、產氣較少的低渣食物，例如牛奶，因此排便次數及份量都會比較少。

回到正常飲食後，也會因為手術後胃腸蠕動速度改變，胃繞道手術者甚至會合併消化吸收不良的問題，因此大便習慣會改變。膳食纖維及水分皆不足，使得糞便變得又硬、又細、又少，需要使出吃奶的力氣才能完成排出，且常有排不乾淨的感覺，當然，這種情

形會在食量慢慢增加時，隨著水分及纖維質的攝取增加後慢慢緩解。

若因手術改變食物進入腸道的途徑，如胃繞道手術，因為減少了食物對十二指腸的刺激及十二指腸對胰臟膽囊的刺激，而降低了消化酵素對食物的消化及吸收、腸蠕動聲音變明顯、容易放屁、放屁氣味較濃等情形較容易發生，但仍可以藉由每餐攝取少量軟質纖維來改善，例如：紅蘿蔔、大黃瓜、白蘿蔔、菜心、大頭菜、大白菜、佛手瓜、莧菜等瓜果葉菜類，或南瓜、馬鈴薯、山藥、地瓜、洋蔥、蓮子、蓮藕等根莖類，或黑木耳、白木耳、洋菜、石花菜等食物，由少量慢慢增加來改善便秘的情況。

當然，慢慢增加纖維及水分是最好且持久的方法，但無法得到立竿見影的效果，若短期間內尚無需要依賴藥物的話，可以藉由黑棗汁的協助，增加腸道蠕動及潤滑，幫忙排便；另外，也可以補充益生菌（含乳酸菌本身）、益生源（含有益生菌的食物，通常指富含寡糖食物，如洋蔥、牛蒡、蓮藕、地瓜等根莖類，可以用來餵養腸內本來就住著的益生菌）來改善。

除了食物的調整以外，每天花一小段時間（約 10 ～ 20 分鐘）多走路，也可以有助於腸道較規律的蠕動，幫助排便。

什麼是低渣飲食？

這是減少食物經消化後在腸胃道留下殘渣，例如不能消化的纖維、動物的筋膠或牛奶等的一種飲食方式。可以減少經消化吸收後留存於大腸內的殘渣，以減少排便的頻率和體積，以及較少的胃部蠕動。

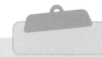

術後排泄習慣的變化

| 大便習慣改變 | 腸蠕動聲音變明顯 | 容易放屁 | 屁味較濃 |

◎ 出現掉髮問題

欠缺的營養素	蛋白質、鋅、鐵、維生素 B 群
宜補充的食物	蛋、奶、瘦肉、黃豆、毛豆

一般來說，在開完刀後的幾個月內，會因為體重快速下降、蛋白質及熱量不足、貧血及鋅缺乏而發生掉髮的情況。

我們的身體平時是處於動態平衡，每天有數千、數萬個細胞（血球、骨骼、免疫組織、黏膜等）重覆著汰舊換新的工作。然而，術後數個月由於食物攝取量減少，種類也變少，很自然地微量元素極容易缺乏，加上此刻身體熱量來自囤積脂肪及蛋白質組織的崩解及重新合成，因此需要許多維生素 B 群、鋅、必需胺基酸的協助，才能完成代謝及合成工作，大多數人在體重穩定、調整飲食內容及適當補充缺乏的營養素後即可改善。

即使六大類食物完整而均衡的攝取，最少仍需要 1200 大卡，方有機會攝取到不虞缺乏的微量元素及礦物質，何況在術後 1 ～ 2 個月期間，清流質、全流質飲食食物相當侷限，食量也相當少，只有慢慢調整食物的增加幅度後，才有機會改善營養缺乏的問題及症狀。

維生素及礦物質少量且初期缺乏時並不易出現臨床症狀，等到出現掉髮、貧血時，即代表維生素已相當缺乏或缺乏時間已久。

因此，建議在術前即可開始補充綜合維生素，且維持到術後 2 個月，即使補充了維生素，最根本的改善方法仍是增加食物攝取的廣泛度，避免微量元素的缺乏。蛋白質部分建議攝取高生理價值的蛋白質（含較多必需胺基酸，身體吸收及利用率較佳），例如：蛋、奶、瘦肉，茹素者則以黃豆蛋白、毛豆為首選。

術後，胃酸分泌量變少，鐵質由三價鐵在胃內轉換成吸收型態的二價鐵也變少了，所以胃繞道手術者極容易發生缺鐵性貧血，而組成一顆紅血球並不完全只有鐵質的功勞，其他還包含特別重要的葉酸、維生素 B_{12} 等，尤其是維生素 B_{12} 是紅血球生合成相當重要的成分。與鐵質一樣，鈣質是另一項減少吸收的礦物質之一。

◎ 味覺發生改變

欠缺的營養素	鋅
宜補充的食物	牡蠣、肝臟、紅肉、較紅部位的白肉、花生等

　　有些人在手術後會有味覺改變的情況發生，有些研究發現可能與鋅缺乏有關，但詳細的機轉目前仍不清楚。除此之外，鋅在細胞分裂占有舉足輕重的角色，因此對於傷口癒合不良、掉髮、精神不佳、免疫力不良等都有很重要的影響。

◎ 發生胃食道逆流

須改變的習慣	狼吞虎嚥，穿著緊身
有幫助的習慣	少量多餐，細嚼慢嚥，少油高纖，穿著寬鬆

　　胃袖狀切除手術最常見的併發症為胃食道逆流。術後應改善狼吞虎嚥的飲食習慣，儘量細嚼慢嚥，有助於減輕胃的負擔。術後 2 ～ 3 週採少量多餐，流質食物製備烹煮儘量減少油脂，避免一次攝取大量膳食纖維。

　　建議多食用蔬菜類食物，但每餐要少於主食食物的份量，每餐都需要有少量蔬菜類或者多選擇全穀類為主食來源；調味上，要減

少過辣、過甜、過鹹、過澀的調味。宜穿著腰圍較寬鬆的衣褲，避免腹部壓力過大。餐後要坐著休息 20 分鐘。平躺著睡覺前 2 小時則要避免大量進食，以減少胃食道逆流狀況發生。

◎ 引發傾食症候群

會出現的症狀	腹脹、痙攣、噁心、暈眩、心悸、冒冷汗、無力、顫抖等
宜食用的食物	麥粉、麥片、山藥、秋葵、扁蒲等具黏性的水溶性纖維食物

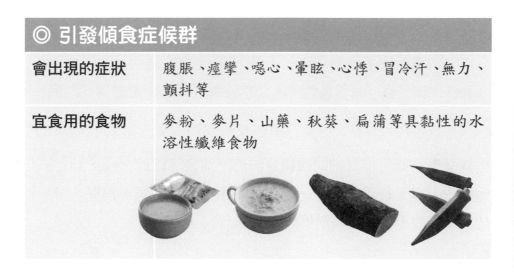

　　在胃繞道手術後，因為沒有幽門及十二指腸可調控食物流入小腸的速度及喚醒消化酵素到齊，高濃度未消化的食糜直接且快速的進入小腸，此時胰臟及膽汁才剛要來消化食物，一連串的低血糖現象油然而生（延遲性低血糖）。

　　少數人（主要是胃繞道手術的病人）可能會在用餐後 30 分鐘到 2、3 個小時內發生腹脹、痙攣、噁心、暈眩、心悸、冒冷汗、無力、顫抖等症狀，稱為傾食症候群（dumping syndrome）。如果有發生這樣的情況，就需要好好地調整飲食習慣，用餐時一定要少量多餐、細嚼慢嚥、乾溼分離，儘量避免高糖濃縮湯汁及食物、飲料和酒類。

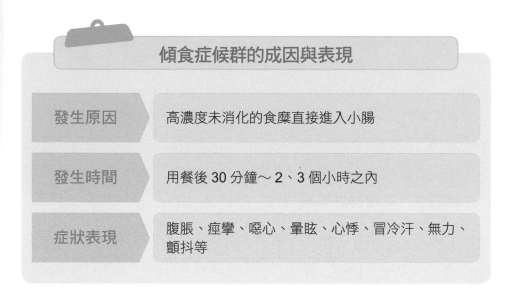

大量的湯湯水水須留於兩餐之間或餐後 30 分鐘才飲用，避免在餐後馬上以液體將食物沖入腸腔；也可以稍微增加軟質纖維質攝取，例如：麥粉、麥片、山藥、秋葵、扁蒲等帶有些許黏性的水溶性纖維食物，可以減緩食物流入管腔時間，減少不適的情況發生。

隨著飲食的進展，由清流質轉成較濃稠的全流質或半流質，再進入軟質飲食後，傾食症候群的發生頻率也會慢慢降低，進而減少。

傾食症候群的成因與表現

發生原因	高濃度未消化的食糜直接進入小腸
發生時間	用餐後 30 分鐘～ 2、3 個小時之內
症狀表現	腹脹、痙攣、噁心、暈眩、心悸、冒冷汗、無力、顫抖等

建立良好的飲食習慣，才能避免傾食症候群發生

錯誤習慣	正確習慣
暴飲暴食	少量多餐
狼吞虎嚥	細嚼慢嚥
只吃肉，不吃蔬果	增加軟質纖維
一邊吃飯，一邊喝湯或飲料	餐後 30 分鐘後再喝湯或飲品
嗜甜、嗜酒	禁食甜點、甜飲、酒類

術後常見的營養缺乏問題

　　減重手術後，若長期因為飲食質量的改變和消化吸收不良，飲食的質和量無法進展就很容易出現營養缺乏的問題，甚至可能威脅健康，較常見的健康問題包括：貧血、骨質疏鬆、神經病變、大量掉髮等。

減重手術後可能出現的營養素缺乏及其症狀

缺乏的營養素	症狀
蛋白質	全身無力、肌肉量下降、髮質變脆弱、掉髮、全身水腫
維生素 A	乾眼症、夜盲症、免疫力下降
維生素 B_1	肢體麻刺感、虛弱、嘔吐、水腫
維生素 B_{12}	貧血、手指或腳趾麻刺感、憂鬱、癡呆
鈣、維生素 D	肌肉抽搐、肢體麻刺感、骨質疏鬆
葉酸	貧血、心悸、容易疲勞
鐵	貧血、心悸、容易疲勞、工作能力下降、指甲凹陷、髮質變脆弱
鋅	味覺改變、掉髮、皮膚炎

◎ 女性多於男性的貧血問題

欠缺的營養素	礦物質：鐵、銅／維生素：葉酸、維生素 B_{12}、維生素 B_6、維生素 C、維生素 E／蛋白質
宜補充的食物	鐵質：肝臟、腎臟、牛肉、蛋黃、葡萄乾、櫻桃、紅心地瓜、菠菜、紅豆、南瓜等／葉酸：木瓜、葉菜類、酵母、瘦肉、內臟類等／維生素 B_{12}：肉類、蛋、酵母粉等／維生素 C：橘子、柳橙、番茄、檸檬、芭樂等／蛋白質：紅肉中的瘦肉等

　　貧血是減重手術後最常見的問題，大多發生在胃繞道的病人身上，女性又較男性容易發生，病人可能會有頭暈、心悸、容易疲勞、喘、臉色蒼白，嚴重者甚至會暈倒。

術後貧血的發生原因

● **食量變小，食物侷限**：飲食量不足導致許多營養素無法足夠攝取，鐵質、葉酸、維生素 B_{12} 和蛋白質等營養素的攝取不足都與貧血有關。

● **胃酸分泌不足，鐵質吸收率低**：食物中的 Fe^{+++} 鐵質（三價鐵）需要在酸性環境中轉換為 Fe^{++}（二價鐵），才利於腸道吸收。

● **維生素 B_{12} 的吸收受到影響**：由於胃繞道手術繞過了內在因子（胃部分泌的一種黏液蛋白）分泌的部位，造成維生素 B_{12} 無法被標記而吸收。

造成術後貧血的原因

1 食量變小，飲食內容受限

2 胃酸不足，鐵質吸收率低

3 維生素 B_{12} 無法被吸收

不要擔心膽固醇問題，努力補鐵吧！

小小一顆紅血球需要十種營養素同時存在才有辦法合成，因此注意食物選擇是何等地重要？其中，鐵質所需要的量最多，也是術後較容易缺乏的營養素之一。

術後 1 週內，由於以清流質作為飲食來源，因此食物內容非常受限，但 1 週後慢慢增加食物種類，就應該注意食物選擇，以避免或減少貧血的發生及程度。術後 1 個月內，蛋白質的補充可儘量選擇紅肉且以瘦肉為主，豬血湯、豬肝粥、皮蛋瘦肉粥等都很適合食用，因為食量已經變少，倒不必太耽心膽固醇的問題。

動物性食物中，如家禽、家畜、海鮮中的血基質鐵較植物性食物，如穀類、蔬菜、水果中之非血基質容易吸收。而食物中，鐵質含量豐富的有肝臟、腎臟、牛肉、蛋黃。

植物性的鐵質較不易吸收，建議可選擇鐵質含量較豐富的葡萄乾、櫻桃、紅心地瓜、菠菜、紅豆、南瓜等，或南瓜濃湯、紅豆地瓜銀耳湯等。當食物富含鐵質的同時若有維生素 C 存在，將可大大

幫助鐵的吸收，而維生素 C 幾乎完全存在水果、蔬菜之中，尤其是口感微酸的水果，如橘子、柳橙、番茄、檸檬、芭樂。餐後，來點水果泥，則可協助鐵質的轉換及增加鐵質的吸收。

注意補充維生素 B$_{12}$ 與葉酸

胃繞道手術要長期服用鐵劑和維生素，症狀嚴重者可能還需要針劑作維生素 B$_{12}$ 補充或進行輸血治療。術後 1 個月，建議補充所需的綜合維生素。

在熱量大量代謝的過程中，不論是醣類、脂肪或蛋白質，在分解、產生熱量的電子傳遞過程中都需要許多維生素 B 群的協助。神經傳遞的過程也需要多種維生素 B 的幫忙，細胞分裂也需要 B 群全員到齊才能完成，因此紅血球的生合成當然不能久缺這些重要角色，尤其是葉酸、維生素 B$_{12}$。

葉酸主要存在於深色蔬菜水果之中，例如：木瓜、葉菜類、酵母、瘦肉、內臟類，但經較長烹煮時間或加工過程，葉酸會被破壞一半甚至超過 90%。

維生素 B$_{12}$ 只有存在於動物性食物之中，各種肉類、蛋、酵母粉等，而素食者只要偶爾攝取蛋、奶即可。

各式減重手術後若有維生素 B$_{12}$ 缺乏的情形，主要原因是食量減少、食物種類受限及烹調方法的影響，由於代謝熱量需求變大，維生素 B$_{12}$ 的需求量提高所致。但對於胃繞道手術來說，手術部位

繞過了胃幽門及十二指腸，而這是分泌內在因子的主要部位，內在因子的存在可以標記維生素 B_{12}，使其在腸道被吸收，繞過此處即等於沒有內在因子可以標記維生素 B_{12} 並吸收。因此，純粹維生素 B_{12} 的缺乏可以依賴食物補足，而內在因子的缺乏，則無法單靠食物的幫忙補足，而需要以靜脈注射維生素 B_{12} 才能處理，所幸，維生素 B_{12} 在體內可貯存且需要量少，約術後半年再確認即可。

◎ 經過時間累積後引起的骨質疏鬆	
欠缺的營養素	鈣質、維生素 D、蛋白質
宜補充的食物	魩仔魚、扁魚、核果、芝麻、優酪乳、優格、牛奶等

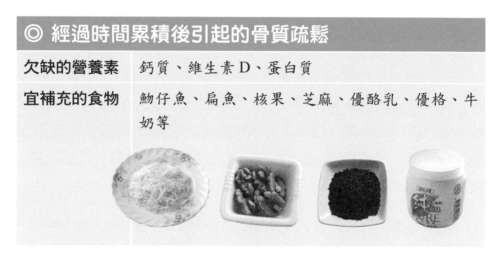

減重手術，特別是胃繞道手術後，會因為鈣質、維生素 D 和蛋白質的吸收攝取不足而引起程度不等的骨質疏鬆，嚴重者會增加骨折的風險，因此術後需注意營養的攝取，並長期服用鈣片和維生素 D。

多多攝取鈣質豐富的食物，降低骨質流失的影響

鈣質豐富的食物通常是存在含骨質、乾豆、豆腐及奶類的食物之中，如魩仔魚、扁魚、核果、芝麻、優酪乳、優格、牛奶等，魩仔魚莧菜粥就是很好的補鈣食物。

術後還在流質飲食階段，若必須銜接工作而外食，芝麻奶（酪）、五穀燕麥奶、杏仁豆腐、優格等都是理想且方便的點心選擇。

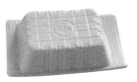

每天 1 杯牛奶或豆漿，有效減輕胃酸對鈣吸收的影響

骨質疏鬆的現象並不是術後馬上就會發生的，需要一段長時間的鈣質缺乏後才會出現，而胃酸分泌會減少人體對鈣質的吸收是長久的，胃酸的存在一定會影響人體對鈣質的吸收，因此，如同對健康成人的飲食建議，接受減重手術的患者在術後宜每天攝取 1 ～ 2 杯牛奶、奶製品或豆漿，並常常注意高鈣食物的攝取，有助於預防未來骨質疏鬆的發生及程度。

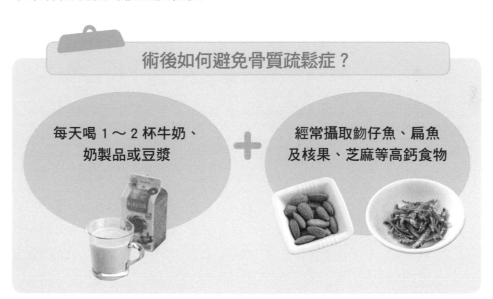

術後如何避免骨質疏鬆症？

每天喝 1 ～ 2 杯牛奶、奶製品或豆漿

＋

經常攝取魩仔魚、扁魚及核果、芝麻等高鈣食物

補充維生素 D₃，幫助鈣質吸收

　　活化型維生素 D（維生素 D₃）可幫助鈣質在腸道吸收，但活化它有三個重要步驟：一是皮膚的生合成、二是正常的肝臟功能、三是正常的腎臟功能。維生素 D 是一種脂溶性維生素，多存在脂肪成分之中，如穀類的胚芽、胚乳、完整的乾豆類及核果類，當然也存在動物脂肪中，只是並不建議自動物脂肪中取材。

術後，可短期、甚至長期將五穀乾豆粉、少許芝麻油拌菜、燕麥奶等安排於飲食計畫之中。

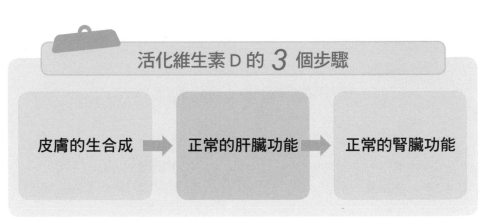

活化維生素 D 的 *3* 個步驟

皮膚的生合成 ➡ 正常的肝臟功能 ➡ 正常的腎臟功能

◎ 營養不足會引起神經病變

欠缺的營養素	鈣、葉酸、維生素 B_1 及 B_{12}
宜補充的食物	糙米、全穀類、綠葉蔬菜等

　　減重手術後，可能會因為鈣質、維生素 B_1 和 B_{12}、葉酸等營養素的缺乏而產生肢體麻刺感、走路不穩、無法專心、記憶力衰退，嚴重者可能會憂鬱或失智，需定期補充所需營養素。

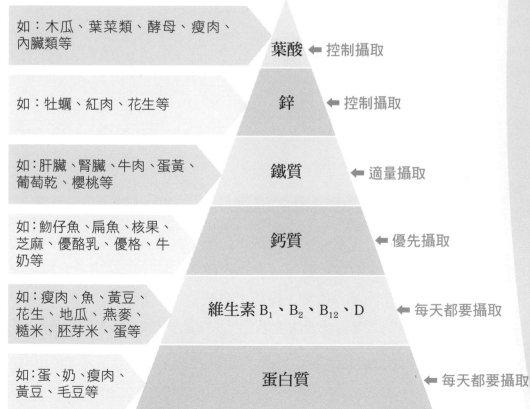

如：木瓜、葉菜類、酵母、瘦肉、內臟類等 — 葉酸 ← 控制攝取

如：牡蠣、紅肉、花生等 — 鋅 ← 控制攝取

如：肝臟、腎臟、牛肉、蛋黃、葡萄乾、櫻桃等 — 鐵質 ← 適量攝取

如：魩仔魚、扁魚、核果、芝麻、優酪乳、優格、牛奶等 — 鈣質 ← 優先攝取

如：瘦肉、魚、黃豆、花生、地瓜、燕麥、糙米、胚芽米、蛋等 — 維生素 B_1、B_2、B_{12}、D ← 每天都要攝取

如：蛋、奶、瘦肉、黃豆、毛豆等 — 蛋白質 ← 每天都要攝取

術後的門診追蹤

出院 1 週後，需要回門診追蹤手術傷口及飲食狀況。之後，在開完刀後的 1 個月、3 個月、6 個月、1 年、1 年半、2 年也都需要回門診追蹤，之後視病人情況，半年到 1 年左右再回診一次就可以。

◎ 加入常規營養門診，有助維持減重計畫

除了追蹤術後傷口、腸胃功能及飲食恢復狀況需要回到外科門診以外，在「手術」恢復正常之後，建議也進行常規的營養門診，重新建立健康飲食型態，使減重計畫更持久、更健康，也讓自己更有型。

營養門診的追蹤通常較不定期，端視患者與營養師的默契及所擬定的減重目標及減重計畫而定，每月一次或每 3 個月一次都可以，不需要特別規定。

◎ 回診檢查包括常規生理檢驗、抽血與營養素檢查

每次回診時，除了記錄血壓、脈搏、體重、腰圍及臀圍外，觀察體重變化和了解飲食狀況、有無身體不適外，還必須抽血檢查有無貧血、肝腎功能、血糖、血脂、尿酸及電解質異常，每半年到 1 年也必須檢驗有無各種營養素缺乏，並根據檢查結果調整治療方式。

◎ 視實際需要，安排胃鏡、超音波、骨密等檢查

胃繞道手術後較容易發生消化道潰瘍，因此需盡量避免非類固醇類的抗發炎止痛藥，並戒菸，以減少潰瘍發生的機會，如果病人感覺肚子不適，則需安排胃鏡檢查。減重手術後也會增加膽囊結石的機會，建議可以視情況定期安排腹部超音波檢查。此外，因為手術後骨質容易流失，除了定期抽血檢查外，可以考慮每 2 年做一次骨密度檢查。

◎ 調整常規用藥

雖然減重手術可以大幅度改善肥胖的相關疾病，並於開刀後減少相關代謝疾病的發生率，但因為多數的病人在手術前大多合併其他疾病，所以手術後一定要定期追蹤，除了調整藥物，避免因為情況改善而藥物過量的危險外，還要嚴密監測，避免復發。

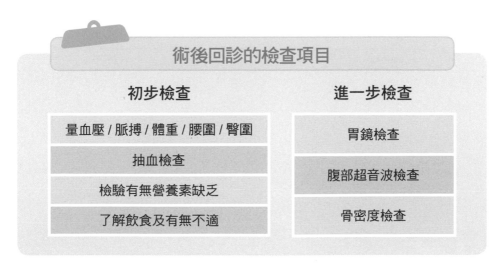

術後回診的檢查項目

初步檢查	進一步檢查
量血壓 / 脈搏 / 體重 / 腰圍 / 臀圍	胃鏡檢查
抽血檢查	腹部超音波檢查
檢驗有無營養素缺乏	骨密度檢查
了解飲食及有無不適	

術後的減重效果不好怎麼辦？

　　醫學上定義減重手術失敗是指在手術後 3 年，超重體重的下降少於 50％，或體重下降少於術前的 20％。如果調整飲食及生活習慣之後，減重效果仍然不理想時，就可能需要考慮再次接受減重手術。

　　隨著施行減重手術的病人越來越多，慢慢地，有些人會因為減重效果不好而再次接受手術。一般而言，接受限制型手術的病人較胃繞道手術病人有較高的復胖機會，根據統計，接受胃束帶和胃隔間手術的病人，有 10 ～ 15％的人會再次接受修正減重手術，而選擇胃繞道或胃袖狀切除者則較低，約 1 ～ 3％不等的人會再度手術。

　　目前對於再次修正減重手術的手術方式選擇尚無定論，但一般會建議如果第一次選擇限制型手術，第二次可以考慮胃繞道手術，效果較好；如果第一次選擇胃繞道手術，第二次可以將小胃容量再縮小，並增加小腸的繞道長度。通常再次修正手術的風險會較第一次為高，因此病人需與醫療團隊好好溝通並配合，才能達到預期的減重效果。

第二型糖尿病病人的術後長期追蹤

近年來，有越來越多的人因為第二型糖尿病而接受手術治療，也都獲得不錯的改善或緩解效果。目前醫界對於這種以前從未發生過的罹患糖尿病後仍有機會不用吃藥的現象，針對不同的治療成果，制定了新的手術治療糖尿病緩解定義。

部分緩解	完全緩解	長期緩解
● 空腹血糖值低於糖尿病診斷標準（100 ～ 125 mg/dl）。 ● 糖化血色素＜ 6.5% ● 且持續 1 年以上，沒有使用糖尿病藥物治療。	● 空腹血糖值低於 100mg/dl 且糖化血色素正常。 ● 且持續 1 年以上，沒有使用糖尿病藥物治療。	● 完全緩解達 5 年以上。

目前看來，罹患糖尿病的時間越短、程度越輕微，完全緩解的機會越高，而接受胃繞道手術的病人，糖尿病的治療效果又較限制型手術來得好。研究顯示，肥胖的糖尿病人在手術後 2 年，緩解率有 70% 以上，10 年後仍有約 40% 的人維持長期糖尿病緩解不用吃藥。

剛開完刀後，體重仍持續下降，血糖波動大，血糖太高會影響傷口癒合，太低會造成昏迷危險，因此建議手術後前期做血糖自我監測，嚴密監測血糖值變化來調整藥物，且使用不易造成低血糖的藥物，以避免低血糖發生。

需要特別強調的是，並不是所有的第二型糖尿病人在手術後都可以完全緩解，也不是完全緩解後就不會再復發，開刀後仍需長期飲食控制並持續運動，同時也要定期回診追蹤，才能減少糖尿病復發的機率。

術後為何會復胖？

　　減重手術一般會在開刀後的第 1 ～ 2 年時達到最好的減重效果，之後會有程度不等的體重回升，據統計，有一半左右的人在開刀後 10 年內會有 20 ～ 50％的體重回升。

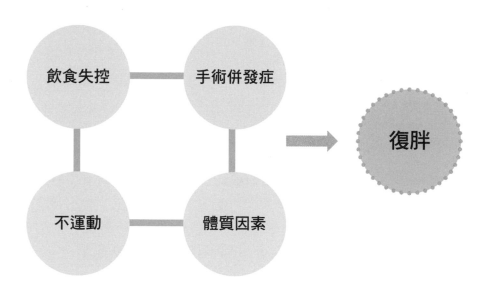

◎ 錯誤的飲食習慣

☑ 少量多餐	☑ 整天吃不停	☑ 愛喝濃湯	☑ 飲料不離手	☑ 嗜酒

雖然開刀後胃容量大幅減少，但如果一直少量多餐，食物整天不離手，或經常飲用高熱量的湯品、飲料、酒類或食物，則每天仍可攝取極高的卡路里而不自知。此外，已經縮小的胃容量會隨著時間慢慢撐大，因此每次用餐切記勿過量，才不會將小胃撐大而復胖。

少量多餐的飲食型態只適合用於剛剛術後，約 1 個月內，腸胃道還在適應流質食物的階段，一旦可恢復至半流質飲食（可清楚看到食物內容，只是水分多一些，烹煮爛一些），甚至軟質飲食之後，應慢慢回復到 1 天 3 ～ 4 餐次即可，但仍需足夠的水分補充，建議開水是最佳的水分來源，不是運動飲料、果汁或含糖飲料。

◎ 不良的生活型態

☑ 不運動	☑ 不回診	☑ 愛喝濃湯

除了飲食控制外，在體重逐漸下降後，還須搭配良好的運動習慣，最好可以做到每週從事 150 分鐘以上、中等強度的運動。萬事起頭難，一開始不要要求太多，等養成定期運動的習慣後，再慢慢增加時間和強度，除了自我要求外，家人和朋友的支持也十分重要。同時，也要定期回診，聽取醫療團隊的專業建議，並與病友團體分享，互相鼓勵，才可避免挫折，與不良的生活型態說再見。決定手術不容易，在一次手術之後，遇到減重瓶頸時，常令人感到無比挫

折，必要時應尋求精神科醫師的協助，會有異想不到的結果，讓減重重新且歡喜地回到計畫之中。

◎ 個人的體質因素

有些人可能因為個人體質因素，較不適合某種減重手術，而容易有復胖的情況發生。

◎ 手術相關併發症的影響

可能會因為束帶移位、胃囊脹大、小胃大胃廔管等手術併發症，而發生復胖的情況。

由上述原因可知，為了達到良好的減重效果，避免復胖，在接受手術前需和醫療團隊好好溝通，了解各種手術方式的優缺點，選擇最適合自己的手術方法。開刀後則需要養成良好的飲食、運動及生活習慣，並定期追蹤回診；此外，來自家人和朋友的支持和鼓勵，更是成功減重的一大助力。

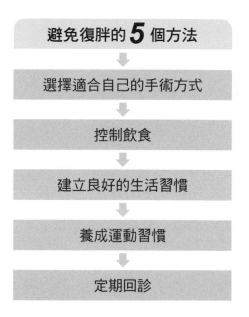

避免復胖的 **5** 個方法

選擇適合自己的手術方式

控制飲食

建立良好的生活習慣

養成運動習慣

定期回診

第 七 章

大量減重後
如何重塑美好身型？

文／戴浩志

全球肥胖人口已經超過 11 億，更令人擔憂的是還在持續增加中，「肥胖」是導致疾病或死亡的高危險因子。

透過減重手術，有肥胖問題的人可以大量減少體重，甚至可達到 45 公斤之多。所謂大量減重即減少多餘重量的 50% 以上。但是大量減重後，身體不同部位的軟組織會鬆弛下來，例如軀體上部、乳房、上臂、大腿等處會有多餘的鬆弛皮膚與脂肪，而容易造成行走困難、小便困難、性生活困難、擦疹（Intertrigo），以及低落的自尊心等。面對鬆弛的皮膚與脂肪，我們可以施行切除手術來改善，這類手術就稱之為「大量減重後的塑身手術」。

進行塑身手術之前必須先經審慎評估

透過減重手術或改變生活型態後，可達成大量減重的目標，之後體重會在 1 ～ 3 年達到穩定狀態，這個時候才適合進行切除鬆弛皮膚與脂肪的塑身手術。

由於許多病人在生理與心理方面都有狀況，所以手術前後的諮詢是很重要的。身體或心理狀態不穩定的病人，必須延緩減重手術的施行。有心臟或肺臟疾病的病人，或是有菸癮的病人，也要排除在減重手術之外。有抽菸習慣的病人，要在戒菸 4 週之後，才能接受減重手術。還有，有服用阿司匹靈的病人，也要停藥 1 週以上，才能進行減重手術。

◎ 病人要充分了解手術的相關訊息

執行塑身手術的醫生在手術之前，會告知病人手術後的恢復時間與術後身體外觀會有哪些改變，以及手術後可能出現的併發症，例如腰部環狀脂肪切除手術後，病人約需休養 4 週才能回到工作崗位，另外還需要 6 ～ 8 週的時間，才能恢復原本的活動能力。

◎ 確定病人的體重已達到穩定狀態

臨床上，大量減重的病人會出現不同的臨床表現，主要差異在於 BMI 值、脂肪分布的型態，以及皮膚與脂肪的品質。一般狀況下，體重增加時，男性脂肪容易堆積在腹腔之內，女性脂肪容易堆積在

腹腔之外。讓病人躺下時，比較容易分辨出脂肪究竟是堆積在腹腔之內或腹腔之外。而在做身體塑型手術之前，整形外科醫師會先與減重手術醫師討論病人的狀況、體重是否已經到達穩定狀態，以及手術方式。

舉例來說，病人平躺時，如果腹部是凹陷的狀態，則腹壁打褶手術，比較容易使得腰圍外觀變得比較平坦；相反地，如果病人平躺時，腹部是突出的狀態，則腹壁打褶手術，比較不容易見到效果。

一般而言，塑身手術前，病人的 BMI 值越低，塑身手術效果越好。減重手術之後，病人 BMI 值下降越多，皮膚與脂肪鬆弛的程度也越明顯、越薄；病人的脂肪層越薄，塑身手術越能移動鬆弛的皮膚與脂肪，術後病人的外型會更好。

塑身手術的種類

大量減重後的塑身手術，可以分成下列術式：腹部整形手術、軀體上部提拉手術、乳房塑形手術、上臂整形手術、腰部脂肪切除手術、大腿內側提拉手術等，這些手術都可以改善鬆弛皮膚與脂肪的外觀問題。其中，腹部整形手術可以解決大量減重後的腹股溝擦疹問題，但是無法明顯改善病人的外型。

塑身手術的手術時間，一般不要超過 6 小時。術後，止痛麻醉藥的使用，可以幫助病人提早下床活動。術中如果發現病人有疝氣

的問題，可以同時做疝氣的修補。病人腹部因為之前的手術所留下的疤痕，也可以做適當的修整。

◎ 腹部整形手術

手術部位	上下腹部
手術效果	緊實腹部的皮膚

大量減重後，上下腹部的皮膚、脂肪與腹直肌筋膜鬆弛程度較嚴重，皮膚上妊娠紋明顯，因此，腹部整形手術（Abdominoplasty）除了需要將過度鬆弛的皮膚與脂肪切除外，還必須將鬆弛的腹直肌筋膜拉緊。

手術疤痕位在下腹恥骨上方，會有約30公分的手術疤痕。此外，肚臍因皮膚拉緊後位置過低及變形，必須重做一個新的肚臍。

◎ 軀體下部提拉

手術部位	腰部以下及大腿至膝蓋
手術效果	改善大腿的緊實度

軀體下部提拉手術（Lower Body Lift）主要處理腰部以下以及大腿至膝蓋的鬆弛皮膚與脂肪。要切除這些部分的軟組織，大腿外側以及髖部之皮下組織必須與肌肉分離，通常需要並行大腿整圈的抽脂手術。膝蓋附近的筋膜連著處，比較難以游離及移動，如果沒有處理完游離，則無法將大腿的組織往上提拉到腰部附近。

軀體下部提拉可以很有效地改善大腿的軟組織鬆弛程度，但是對於腰部鬆弛程度的改善效果有限。手術後疤痕的位置，主要落在身體的側邊以及後邊，大約在恥骨圓周最寬的附近。

◎ 腰部脂肪切除手術

手術部位	腰部
手術效果	改善腹部、腰部、臀部及大腿的線條

腰部脂肪切除手術（Belt Lipectomy）是將腰部的組織環狀地切除下來。

與軀體下部提拉比較，腰部脂肪切除手術的目的主要是塑造腰部曲線，而不是以提拉組織為目標。術後疤痕的位置位在下背以及臀部交界處。術後腹部、腰部、臀部及大腿的外觀曲線改善明顯。

腰部脂肪切除手術的術前計畫包含畫線及切除脂肪的範圍，同時包含術中姿勢的變換。最常使用的術中姿勢變換，是先以正躺姿勢進行腹部的脂肪切除，再以側臥姿勢進行腰部以及背部的脂肪切除，之後再側臥另一側，進行剩餘腰部以及背部的脂肪切除，如此就可以完成環狀的切除腰部脂肪。

◎ 大腿內側提拉手術

手術部位	大腿內側
手術效果	消除大腿內側鬆弛

　　大量減重後的病人，其大腿前內側的鬆弛皮膚與脂肪，是由於腹部以及或腹股溝的皮膚與脂肪鬆弛而來，使用抽脂的術式，無法改善大腿內側的脂肪鬆弛，可使用平行大腿的垂直式切除手術來切除鬆弛的皮膚與脂肪。

　　大腿外側的皮膚與脂肪鬆弛，一般是在軀體下部提拉手術中，一併處理完成。大腿內側的皮膚與脂肪鬆弛，如果使用平行腹股溝的橫式切除手術切除鬆弛的皮膚與脂肪，並將腿內側的皮膚與脂肪往上提拉至腹股溝，術後可能造成陰唇的外觀變形；陰唇的外觀變形，是很難以矯正的併發症。部分大量減重病人，其大腿前內側的皮膚與脂肪並沒有鬆弛下來，此時可以先進行大腿環狀抽脂手術，6個月之後，再進行脂肪切除手術。

◎ 上臂整形手術

手術部位	上臂
手術效果	消除蝙蝠袖

　　大量減重後的病人，其上臂鬆弛皮膚與脂肪的外觀，呈現蝙蝠翼外形，多餘之軟組織容易卡在短袖衣服內。

傳統 T 型上臂整形手術是最常被採用來改善蝙蝠翼外形之手術。然而，大量減重後的病人，同時會有上臂與胸壁外側皮膚與脂肪的鬆弛，傳統 T 型上臂整形手術無法同時改善這兩處之外觀問題，此時要沿著後側腋下線，施行胸壁外側鬆弛皮膚與脂肪的切除手術。

◎ 軀體上部提拉

手術部位	軀體上部、上臂、乳房
手術效果	改善軀體、上臂等處的鬆弛，及乳房重新塑形

　　大量減重會造成軀體上部前胸與後背的皮膚與脂肪鬆弛，形成倒 V 型變形，導致乳房下垂、外側乳房下皺襞（lateral inframammary fold；LIMF）往下移等外觀變形。

　　軀體上部外觀變形，包含垂直與橫向之皮膚與脂肪鬆弛。如要改善軀體上部外觀變形，則須進行包含軀體上部提拉手術（Upper Body Lift），或是上臂整形手術，加上乳房塑形手術。

　　尤其，女性病人的軀體上部外觀變形，牽涉到乳房下垂等變形，醫師在手術前需要與病人討論術後之乳房位置與外觀。至於選擇手術方式的決定因素是外側乳房下皺襞的位置，如果外側乳房下皺襞位置沒有改變，以上臂整形手術或是乳房塑形手術為主；如果位置改變而往下移，則以軀體上部提拉手術為主，此時的上臂整形手術除了切除上臂多餘之鬆弛皮膚與脂肪外，還要垂直地切除胸壁外側的鬆弛皮膚與脂肪。

在進行軀體上部提拉手術時，除了切除前胸與後背的鬆弛皮膚與脂肪外，還需要提拉外側乳房下皺襞至正常位置。有了正常位置之外側乳房下皺襞，乳房塑形手術才有所基準而能夠進行；男性的乳房塑形手術是縮乳手術（Breast reduction），女性的乳房塑形手術選擇有縮乳手術、隆乳手術（Breast augmentation）或是乳房固定手術（Mastopexy）。

◎ 乳房塑形手術

手術部位	乳房
手術效果	重塑乳頭、乳暈的位置及乳房形狀，緊實乳房肌膚

大量減重後的乳房塑形手術（Breast Reshaping），有別於一般之乳房塑形手術，困難度比較大。

大量減重後的乳房除了體積縮小外，還有外觀變形、皮膚鬆弛與脂肪失去彈性等問題。此時的乳房塑形手術除了要有正確與對稱之乳頭、乳暈位置外，還需要緊緻鬆弛的皮膚，與填補縮小的乳房體積。而使用胸壁外側的鬆弛脂肪來補縮小之乳房體積是一項合理的選擇，此時要保留肋間動脈的穿通枝（Intercostal artery perforator；ICAP），而轉移至乳房之脂肪組織，則成為肋間動脈穿通枝皮瓣（ICAP flap）。此外，一般隆乳手術使用之矽膠義乳，也可以作為填補乳房體積的材料。

塑身手術的併發症

大量減重的病人有較高比率的併發症。肥胖（高 BMI 值）本身即是一項手術併發症的危險因子，肥胖的病人術後有**深部靜脈栓塞**（Deep vein thrombosis；DVT）與**肺動脈栓塞**（Pulmonary embolism）的危險性，需要有適當措施來預防此併發症。

傷口裂開（Wound dehiscence）可能在術後立即或晚期發生，其原因可能是提早下床活動或是傷口內有血清腫（Seroma），所造成之傷口癒合能力不良。

BMI 值超過 35 的肥胖病人，術後傷口內幾乎都會有**血清腫**，其特徵是開放性傷口併有蛋清狀分泌物，並導致傷口裂開與不易癒合之慢性傷口。減少血清腫的方法是在術中將脂肪層縫合至深層肌膜與術中放置多條有效率的引流管。

此外，切除大腿內側的鬆弛皮膚與脂肪時，術後可能造成**陰唇的外觀變形**，這是很難以矯正的併發症，其預防方式是不要使用平行腹股溝的橫式切除術式，而是使用垂直腹股溝的垂直式切除術式來切除鬆弛的皮膚與脂肪。

進行塑身手術前要了解的安全課題

病人術前的健康狀態越良好、手術步驟越少、手術時間越短，則手術與麻醉的危險性越低、術後併發症越少，術後的恢復時間也越短。

塑身手術前，病人要戒菸，以及停止血小板抑制劑（Anti-platelet drugs）。病人最好是在健康狀態良好之下，例如符合美國麻醉醫學會病人分類之第一與第二類病人，才接受塑身手術。

塑身手術一般是在全身麻醉下進行。術中，病人採取側臥姿勢時，腋下要放置軟墊來預防臂神經叢損傷（Brachial plexus injury）。使用到抽脂手術（Liposuction）時，需使用腫脹法（Tumescent infiltratio），將稀釋之血管收縮劑浸潤在脂肪間。此外，需放置導尿管來監視尿液輸出量，及使用溫毯與保溫措施，以維持病人體溫大於攝氏 35 度。如果麻醉科醫師能夠施行脊椎膜外麻醉（Epidural analgesia），術後疼痛可以大為降低。術後麻醉恢復期之生命徵象監控，要比一般常規手術之術後監控嚴格，並且監控時間要長一些。

術後臥床時，可以考慮使用下肢氣體壓迫裝置（Pneumatic compression devices），以及使用口服止痛藥，來預防深部靜脈栓塞與肺動脈栓塞。此外，術後可以使用嗎啡類止痛劑來降低術後疼痛。

第 八 章

接受減重及代謝性手術的個案分享

文／楊博仁 · 林明燦

過胖就可以選擇減重手術嗎？

接受減重手術可一勞永逸嗎？

還是得經醫師診斷？

還是需注意哪些併發症？

分享六則個案，先讓讀者有正確認識！

個人 檔案 1

李小姐

● 接受腹腔鏡胃袖狀切除手術
→減重 27 公斤

● 代謝症候群（膽固醇、血糖
和血壓等三高／肥胖）

身高 155 公分，18 歲時體重就飆破 90 公斤！27 歲開始嘗試過地中海飲食法、蛋白質飲食法、香蕉減肥法、代餐包、極低熱量飲食法、針灸、埋線、雞尾酒療法等，曾瘦至 80 公斤，但很快又復胖。如今不僅健康大有改善，且有好人緣。

　　李小姐從小身材嬌小，在同學間並不別突出，小學六年級時因為爸爸被外派到美國洛杉磯分公司，全家一起搬到美國居住。由於父母都很忙，天天只能外食，幾乎餐餐都是牛排、漢堡、炸雞、披薩加可樂，就算吃中式餐點，美國餐廳的份量也都比台灣來得多，此外，家裡的冰箱和廚房裡都是一罐罐的果汁、一桶桶的冰淇淋和一盒盒的巧克力、餅乾，因此從青春期開始後，李小姐的體重便開始慢慢增加，約 18 歲過後，體重就一直維持在 90 公斤上下，全家人都覺得她太胖了，但因為學校裡很多同學都比她還重，相對來說，她只是看起來肉肉的，加上身高不高（155 公分），長得很可愛，在朋友間的人緣不錯，也就不以為意。

　　大學時，李小姐的父母因為工作的關係又搬回台灣，留下她和弟弟在美國念書。研究所畢業後，李小姐在父母的要求下回台工作。回到台灣後，她發現衣服很難買，在美國，很多地方都可以買到大尺碼的衣服，但在台灣，比較好看、流行的衣服常常都沒有她的尺寸，家裡的長輩也常跟她叨念說：「太胖了，要減肥，不然會嫁不

出去」之類的話，同事也經常在背後說她是從美國回來的小胖妹，讓她聽了心裡很不是滋味，常常想乾脆回美國去算了，但因為父母年紀漸漸大了，需要家人照顧、陪伴，實在不忍留他們獨自在台灣，因而作罷。

李小姐從中學開始月經就不是很規則，常常 2 ～ 3 個月才來一次，而且量都不多。大學時期，和弟弟獨居美國，李媽媽覺得她身體不好，常常從台灣寄中藥給她調理身體。回台灣、開始工作後，公司體檢發現她嚴重肥胖、膽固醇過高，血糖和血壓也在過高邊緣，有所謂的「代謝症候群」，同時還有嚴重的脂肪肝和女性荷爾蒙不正常等問題，到婦產科求診後，才知道原來她的月經不正常是因為患了「多囊性卵巢症候群」的關係，日後不孕的機會很高，需要積極減重才可以改善。

李小姐此時才驚覺到肥胖的嚴重性，所以從 27 歲起便開始嘗試各種減肥方法，包括地中海飲食法、蛋白質飲食法、香蕉減肥法、代餐包、極低熱量飲食等各式各樣飲食，也試過針灸、埋線、雞尾酒藥物療法等，花了不少時間和金錢，但體重一直上上下下，最瘦只到 80 公斤，但沒幾個月後又胖回來了，讓她覺得很挫折，心情越來越低落。

她想起了以前在美國常聽到的減重手術，在和減重外科醫師商量後，29 歲時接受了腹腔鏡胃袖狀切除手術，開完刀 1 年後從開刀前的 92 公斤減到 65 公斤，代謝症候群及三高的抽血數值都明顯改

善，月經也變規則，重要的是，她越來越有自信，人緣變好，甚至在開完刀的兩年後交了男朋友，生活越來越順利愉快，也不再想著要回美國了。

醫師小叮嚀

　　肥胖除了會造成一般熟知的三高（高血壓、高血糖、高血脂）及代謝症候群外，更會引發包括月經不正常、荷爾蒙失調等許多的健康問題（請參考本書第 27~32 頁），此外，還會影響個性及人際關係的發展。因此，減重除了可以改變體態外，對於身體健康及人格發展都有極大助益。

營養師小叮嚀

　　即使在手術後順利減少近 30% 的體重，並改善了代謝症候群的狀況，但因李小姐在小學、中學、青少年時代飲食已習慣是西式高熱量密度的飲食，即使目前胃口因手術得以變小，在未來若能配合健康飲食的認識及執行，一定能有更健康的人生，因此建議她能搭配營養諮詢門診作健康飲食規劃及體重維持計畫。

陳董事長

● 接受腹腔鏡胃繞道手術
→ 減重 38 公斤

● 有糖尿病、心臟病、高血壓、
高血脂、高尿酸及呼吸中止症

40 歲時，體重就已經突破 120 公斤，最重達 123 公斤！53 歲時，因為健康嚴重亮紅燈，經醫師評估建議開刀，1 年後健康狀況明顯改善許多，心態及生活也隨著有了莫大的改變，因而更珍惜與家人相處的時光！

　　陳董，一位事業有成的台商，旗下工廠有上千名勞工，常常往返台北與上海之間，處理公司大小事。年輕時的他身材苗條、風度翩翩，是眾女子眼中的帥哥型男。25 歲進公司後，每天跑業務、應酬，隨著職位慢慢爬升、收入漸增，肚子也越來越大，皮帶越換越長，40 歲時，體重已經突破 120 公斤，做西裝的老闆每次都會開玩笑地跟他說：「陳董，我幫你做一套西裝的布料，可以幫其他人做兩、三套耶」，搭飛機也都要坐商務艙的寬大座位才會坐得舒服，不過他都不以為意，反而覺得很驕傲，認為這是事業有成的象徵。

　　他從 33 歲開始就發現有高血壓和糖尿病，每天都要吃藥控制，漸漸地，陳太太發現他晚上睡覺時的打呼聲越來越大聲，而且有時候還會睡到一半突然醒過來，白天時精神越來越差。直到被太太押著去看醫生後，才發現這是因為肥胖造成的睡眠呼吸中止，嚴重的話可能會窒息，醫師說一定要減重，並在醫師的建議下，買了晚上睡覺時戴的呼吸器，但因為戴了不舒服、不好睡，因此常常沒有戴。

　　隨著年紀越來越大，他每天吃的藥越來越多，甚至因為糖尿病控制不好，已經到了需要打胰島素的地步，醫師及家人多次苦口婆心地勸他要減肥，但陳董覺得沒那麼嚴重，總是用「事業繁忙、不方便」推托。終於，在 52 歲那年，突然發生嚴重的胸痛而住進加護病房，診斷結果是急性心肌梗塞，緊急做了心導管手術，裝了三支支架，才撿回一命。

　　從鬼門關前走了一遭回來後，陳董才驚覺事情的嚴重性，終於了解就算事業再成功、擁有金山銀山，身體不健康，一切都是枉然，因此在醫師的建議下，雖然手術風險較高，在 53 歲時接受了腹腔鏡胃繞道手術。

　　手術後，糖尿病的控制明顯得到改善，只需要服用一種藥物就可以控制得相當不錯。開刀 1 年後，體重也從 123 公斤下降到 85 公斤，高血壓、高血脂、高尿酸及睡眠呼吸中止也都得到控制，雖然醫師說之後必須長期服用鐵劑和綜合維生素，且需要定期追蹤，但比起打胰島素且因糖尿病逐漸惡化而導致腎臟、眼睛及神經病變，和肥胖可能造成的三高、心臟病、中風等疾病，陳董覺得十分划算，而且體重降下來後，整個行動都變得輕盈了起來，加上心態改變，除工作外，也花許多時間在運動及陪家人，生活變得更加充實愉快。

醫師小叮嚀

　　減重手術可以大幅改善因為肥胖引起的相關疾病，其中對於糖尿病的治療效果更是顯著，因此目前醫界已經將胃腸道手術放到糖尿病治療的選項裡。也因為手術治療糖尿病的效果太好，因此病友術後需與醫師配合，定期回診調整飲食及藥物，才能避免血糖過高或太低的情況發生。

營養師小叮嚀

　　事業有成的先生背後都有個偉大的太太，像陳董這樣的例子，我們會建議帶著配偶一起來營養門診討論外食的飲食技巧，如此才會對各類外食的高膽固醇、高油脂、高糖飲食陷阱有更多警覺，兩人同心、一起改善飲食內容，才能夠有效維持好不容易重拾的健康。

　　此外，胃繞道手術後，即使仍常規攝取鐵劑及綜合維生素，仍應持續注意鐵質、葉酸、維生素 B_{12}、維生素 B_1、維生素 B_2、鈣質、鋅等維生素和礦物質的均衡攝取。

個人檔案 3

陳先生

● 接受腹腔鏡胃繞道手術
　→減重 50 公斤

● 接受減重手術，但出現嚴重
　貧血併發症且因持續抽菸引
　發胃小腸吻合處潰瘍合併出血

國中時就已嚴重過胖，20 歲時甚至突破 150 公斤！試過各種減肥法均無成效，30 歲接受減重手術，現維持在 100 公斤左右。但術後出現併發症，所幸有所警覺就醫處置，醫囑需長期追蹤且每天要補充營養。

　　38 歲的陳先生，從小就肉肉的，被長輩和同學暱稱為「米其林寶寶」，國中後體重更是直線上升，20 歲時體重就已經突破 150 公斤，期間雖然試過各種減重方法，但都無法持久，而且復胖後又比之前更胖，他在 30 歲時接受腹腔鏡胃繞道手術後，曾一度瘦到 90 公斤，後來雖來稍微復胖到 100 公斤上下，但終於擺脫了球形人的封號。

　　不過，最近 2 ～ 3 年開始，陳先生常常覺得頭暈，偶爾會覺得全身無力，半年前還曾經解過一次黑色大便，很緊張地到急診室檢查之後才發現是胃小腸吻合處潰瘍合併出血，經內視鏡止血後，情況穩定。

　　後來進一步住院檢查發現，陳先生有嚴重的貧血，而且血液中的鐵、維生素 B_1 及 B_{12}、葉酸、鈣、鋅等營養素都嚴重不足。原來，陳先生在瘦下來之後，感覺很好，身體也沒什麼不舒服，因此就沒有再回醫院定期追蹤，他的症狀都是胃繞道手術後因為營養素缺乏

所造成的貧血及其他相關疾病，而且因為每天抽菸，更引發了胃繞道術後可能會發生的吻合處潰瘍，幸好處置得宜，才沒有造成其他更嚴重的併發症。

醫師小叮嚀

雖然胃繞道可以長期有效地降低體重，但因為營養吸收不良，仍需每天補充鐵劑及綜合維生素，並且要長期追蹤，才能夠避免相關併發症的發生。

營養師小叮嚀

抽菸會造成人體內較高的氧化壓力，嚴重者甚至會使得人體內的帶氧量低下，所以對於有肥胖問題或經減重手術的病人，強烈建議要戒菸。

與造血功能有關的營養素多數與抗氧化維生素重複，尤其是維生素 B_2、C、E 及葉酸、硒。維生素 C、E 雖和造血無直接關係，但對於維持血球完整性功不可沒。

嚴重貧血除了會造成身體易累及不適外，與免疫力下降也息息相關，營養補充光靠食物雖然不一定能幫上大忙，但仍不可不注意，且務必以營養補充劑作為常規治療之用，而平時應特別注意抗氧化營養素豐富的食物，如：番茄、葡萄乾、小麥胚芽、蘋果等核果類、蔬果類、全穀類食物。

個 人 檔 案 **4**

梅嫂

- 接受腹腔鏡胃袖狀切除手術
  →減重 15 ～ 20 公斤

- 過度肥胖、有嚴重糖尿病造
  成下肢循環不良

35 歲後體重達 85 至 90 公斤，40 歲後常感膝蓋痠痛及腰痠背痛，後因有一小傷口遲遲不癒合，經醫師檢查，是蜂窩性組織炎，且發現有嚴重糖尿病！經減重手術且吃藥控制糖尿病，體重控制在 70 公斤，希望半年後再減重 10 公斤。

　　梅嫂年輕時長得珠圓玉潤、白白淨淨的，加上個性和善，很受朋友歡迎。出社會後便到工廠擔任作業員，需要輪值夜班工作；結婚、生小孩後，體重就開始慢慢增加，過了 35 歲後，體重就一直在 85 ～ 90 公斤間徘徊。

　　雖然知道太胖對身體不好，但因為生性節儉，所以梅嫂每次看到餐桌上的剩菜就覺得可惜，拚命往肚子裡塞，加上工作導致作息不規律，每天下班忙完一家老小的事情後就累到躺下來呼呼大睡。

　　年過 40 歲之後，梅嫂常覺得腰痠背痛，兩邊膝蓋的痠痛也越來越明顯，爬樓梯感覺很吃力。不過，梅嫂始終忽略這些來自身體的警訊，直到某次騎車跌倒後，小腿上的傷口一直好不了，還越來越深、傷口旁邊的紅腫也越來越嚴重，到醫院檢查後才發現是細菌感染造成的蜂窩性組織炎，而且她本人也有嚴重的糖尿病，只是從來都不知道，所以根本沒在控制，加上肥胖造成腳部循環不好，所以傷口遲遲無法癒合。後來，腳部的傷口在經過多次的清創及補皮後，

終於癒合，但也留下一個很深的疤痕。

在經醫師詳細解釋後，梅嫂終於了解到原來她的腰痠背痛、膝蓋痛及傷口癒合不良都與肥胖有關，而且因為糖尿病長期控制不良，醫師建議她要開始使用胰島素治療，或是考慮接受最新的減重手術，順便改善糖尿病。

梅嫂後來選擇了腹腔鏡胃袖狀切除手術，手術後半年體重就下降到 70 公斤，而糖尿病也只需要服用一種藥物就可以控制良好，醫師希望她可以繼續努力，看半年後體重能不能再減到 60 公斤。

醫師小叮嚀

工作壓力、日夜顛倒、生活作息不正常及生產過後的體質改變都是引發肥胖的危險因子，長期體重過重會造成脊椎及膝蓋的慢性傷害，更會阻礙下肢的血液循環，唯有長期有效的降低體重，才能夠無油一身輕！

營養師小叮嚀

建議順利減重且血糖得以改善的糖尿病患者在術後都能抽空到營養門診接受糖尿病飲食衛教，學習食物的代換技巧、糖尿病飲食及熱量概念，以配合持續減重計畫，持續控制血糖，並延緩併發症的發生。

個人檔案 5

小惠

● 接受腹腔鏡胃袖狀切除手術
→減重 22 公斤

● 過度肥胖、裝胃內水球，半
年後取出水球，食量大增而
復胖

高中後體重一度高達 90 公斤，嘗試過斷食、催吐、吃檸檬、辣椒等飲食法、吃減肥藥、看中醫並購買瘦身器材均無成效。19 歲裝胃內水球，半年後減掉 12 公斤，但水球取出後，因無法控制食慾，復胖到 95 公斤！經減重手術後 1 年，調整飲食生活並養成運動習慣，如今維持在 68 公斤上下。

　　小惠從上高中後，體重就一直維持在 90 公斤上下，雖然陸陸續續嘗試過各式各樣的減重方法，包括斷食、催吐、只吃青菜、吃檸檬、吃辣椒等，也試過許多減肥藥、中藥、針灸、埋線，並買了各式瘦身器材，將家裡堆得像購物頻道的倉庫一樣，但常常都是 3 分鐘熱度，沒過多久覺得效果不好就放棄了。

　　為了慶祝小惠考上大學，小惠媽媽在 19 歲那年帶她去裝了胃內水球，剛裝水球後的頭幾天，小惠每天都吐到生不如死，很想將水球拿出來，但過了 1 個禮拜後，不舒服的情況慢慢改善，體重也慢慢下降，半年後體重最低降到 78 公斤，雖然醫師說術後半年水球就要拿出來，但她覺得效果不錯，想再更瘦一點，一直不想將水球拿掉，後來在醫師及家人好說歹說之下，才將水球拿出來。

　　水球拿掉後，小惠的食量一下子變大了，彷彿想將前半年都沒吃到的東西一次補回來一樣，看到什麼都想吃，體重也好像脫韁野馬一樣，沒幾個月就超過了 90 公斤，甚至創新高，來到 95 公斤。

小惠很挫折地又回去找減重醫師，想再裝一次水球，但醫師說如果飲食及生活習慣不改，不管裝幾次水球，結果都一樣。醫師建議可以考慮減重手術，但考量到手術的風險及可能的併發症，小惠及家人都無法接受。接下來的日子裡，小惠的體重就一直在 95 公斤上下徘徊。

大三時，小惠鼓起勇氣向心儀的男生告白，卻被嘲笑是恐龍妹，讓她心裡受到了很大的挫折，甚至一度想要輕生，也因此讓她下定決心接受減重手術。

在經過減重外科和精神科醫師的評估及手術前檢查後，大學畢業後，小惠立即接受了腹腔鏡胃袖狀切除手術。手術後第 7 天，小惠忍不住吃了兩塊鹽酥雞，結果馬上肚子絞痛，吐了出來，回診時，醫師再次告誡要少量多餐，階段式飲食，先嘗試流質、軟質的食物，並且細嚼慢嚥，仔細品嚐食物的美味再逐步恢復正常飲食。

小惠這次終於下定決心，慢慢調整飲食及生活習慣，並在體重下降後搭配適當運動，體重在開刀後 1 年來到 68 公斤。

醫師小叮嚀

　　胃內水球只能放置半年，患者必須在術後半年內養成良好的飲食及生活習慣，否則拿掉水球後很容易復胖。不論是哪種減重手術，開完刀後都需要配合階段式飲食，讓胃腸道慢慢適應開刀造成的改變，更重要的是要徹底改變飲食及生活作息，才能瘦得快、瘦得好，不復胖又健康。

營養師小叮嚀

　　復胖是每位減重者可怕的夢魘，更令人害怕的是體重除了復胖還比原本更重，飲食是一種習慣也是一種妥協和磨合，「天底下沒有白吃的午餐」，吸收的熱量和消耗的熱量即為體重的表現，低熱量、多運動是體重能夠持續獲得控制的重要因素。

個人檔案 **6**

阿振

● 接受腹腔鏡胃繞道手術
　→減重 45 公斤

32 歲時體重達 130 公斤，且出現三高症狀及糖尿病；34 歲做過腹腔鏡胃束帶手術，2 年後又復胖，且健康狀況不佳！經再次做胃繞道手術 1 年後，體重降至 85 公斤，且改善三高。

● 過度肥胖且有糖尿病、高血壓、高血脂和高尿酸，因而接受腹腔鏡胃束帶手術，2 年就減掉 20 ～ 25 公斤，但飲食及生活作息不正常，導致復胖且糖尿病加劇

　　阿振當兵時體格壯碩，是標準的海軍陸戰隊身材，但出社會後短短沒幾年，全身肌肉就融成一大塊，體重更是直線上升，32 歲時就已經逼近 130 公斤，糖尿病、高血壓、高血脂和高尿酸等病症也慢慢地跑出來。

　　在朋友的介紹下，阿振在 34 歲那年接受了腹腔鏡胃束帶手術，本以為開完刀，馬上就會瘦，沒想到每隔 1 個月就要去醫院複檢，在肚皮上扎針、調整束帶鬆緊，而且瘦得又慢，花了整整 1 年，才瘦下 20 公斤，到了第 2 年，最瘦時也才到 105 公斤，之後就停住，再也瘦不下去。

　　後來，工作越來越忙，常常要陪客戶喝酒交際，他發現自己開完刀後一度變小的食量又慢慢地變大了，而且每天晚上應酬回家後，都累得倒頭就睡，不到 1 年，他的體重又飆高到 120 公斤，本來已經改善的糖尿病又惡化，變成每天要服用兩種藥物。

　　阿振感覺很挫折，又回去找當初幫他開刀的醫師，想把束帶再調緊。醫師詢問之後發現喝酒加上生活作息不正常是讓他體重回升的主要原因，就算調整束帶，幫助也不大。更進一步檢查還發現，胃束帶上方的胃小囊已經變大，必須再開一次刀調整束帶或是改做其他減重手術。

　　幾經考慮後，阿振又接受了一次手術，拿掉胃束帶，改做胃繞道手術。這次手術後，阿振努力改變生活作息，即使是推不掉的應酬，也都淺嚐即止，終於在 1 年後，體重降到 85 公斤，抽血報告上的紅字也越來越少。

醫師小叮嚀

　　每種減重手術都各有優缺點，胃束帶手術雖然安全，但瘦得慢且需要病患良好的配合；胃繞道手術雖然效果好，但必須長期補充身體所需的營養素。此外，也不是所有的人都能在手術後馬上就一定會達到預期的體重，有少數人需要再次接受修正手術，才能夠達到良好的瘦身效果。

營養師小叮嚀

　　胃繞道手術需常規補充營養素及監測營養缺失狀況，尤其是合併有慢性糖尿病、痛風、代謝症候群等慢性疾的病人更不可掉以輕心，特別要注意運動及飲食控制。若有復胖現象，即表示飲食控制不彰，應持續飲食減重計畫及外食技巧、營養評估，才能讓身體更健康。

第 九 章

手術後的飲食原則

文／賴聖如

大部分的人在做減重手術之前，心裡可能會浮現術後自己變得苗條的美美模樣，或者是旁人減肥成功的美好案例，或者是想著血糖值會恢復正常、可以跟降血糖藥說「bye-bye」等的美好景象……。千萬要把自己拉回現實生活，切實評估手術前後的可能問題，並和醫師多多討論——要採用哪一種術式？術後如果後悔了，是否還有回復的機會？可能會遇到什麼樣的營養問題？有可能遇到飲食進展困難或不易適應的問題？如何克服這些困難？經驗上復胖機會多少？……

在計畫手術之前，患者應該充分了解術後飲食會有什麼樣的改變及其進展流程，並且要對術後需要的營養補充方式、目的、計畫與所需要的恢復時間要有全面性的了解，以及術後休養好後要回復正常生活或回到工作崗位時，飲食方面應該如何製備與配合等。

手術後的飲食計畫

手術後的飲食進展及計畫須由具有外科營養訓練且熟悉減重手術的專業營養師做飲食進展計畫，飲食進展可分為四個階段。

階段	術後時間	飲食型態	攝取量與餐次
Stage 1	第 1 天	經醫師檢查後才可喝水	30cc ／次
	第 2 ～ 6 天	清流質飲食	30cc ／次 ↓ 60cc ／次 多次攝取每天 >6 次
Stage 2	第 7 ～ 14 天	全流質飲食（需過濾，無渣）	60cc ／次 ↓ 120cc ／次 每天攝取 6 次
Stage 3	第 14 ～ 21 天	半流質及軟質飲食	120cc ／次 ↓ 240cc ／次 每天攝取 6 次
Stage 4	第 21 天以後	低熱量均衡飲食	250cc 或 1 杯／餐 每天約 3 ～ 4 餐

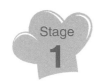

清流質飲食

術後 24 小時內可給予清清如水的清流質飲食。大約在術後第 1 ～ 2 天，通常已排氣後或經藥物促排（促使排氣）之後，先小小口喝一點開水，之後才可以開始接觸食物。

因為經過手術麻醉用藥，腸胃道才剛開始甦醒，但還睡眼惺忪，此時進食的目的只是為了叫醒它，而不是分派工作給它，所以食物內容相當簡單，營養成分相當單調，只需要含一點點糖類（醣類）即可，千萬別喝太快太急，這個時間很容易因較大量的進食而感到噁心，甚至是嘔吐。

若已習慣大口進食者，可使用小湯匙慢慢進食，以控制一次的進食量及進食速度。傷口若尚未完合癒合，有時進食時會感到疼痛，要將任何進食前後的狀況反應給醫師作為術後評估。

若攝取清流質飲食無不舒服的情形，就可以逐漸進展至第二階段的全流質飲食，並不一定需要天數的限制。

參考菜單

運動飲料、電解質水、米湯、燙蔬菜的蔬菜湯、去油清湯、燙麵的麵湯、蜂蜜水、去浮油的清肉湯、去油雞精、無渣果汁等。

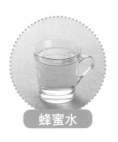

蜂蜜水

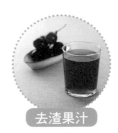

去渣果汁

進食量 每次約 30cc。

飲食技巧

● **以「小酌法」進食**：這個階段較常遇到的狀況可能是在進食後有噁心嘔吐的問題，所以一開始應從極少量開始嘗試。確認可以吞嚥食物之後，每口進食量應少於或等於 30cc，先含在口中再慢慢吞下去。

● **改善疼痛**：食物開始進入胃，會帶動腸道開始蠕動，有時也會聽到肚子咕嚕咕嚕的叫個不停，可以先充分止痛，以止痛藥物幫忙降低傷口疼痛，較不用擔心後續的食物進展。

● **補充水分**：若有脫水或水分攝取較為不足的情況，要先以稀釋的運動飲料（第一次嘗試時請稀釋）補充水分，以免脫水。

● **充分休息**：這個階段雖然已讓腸胃道開始接觸食物，但充分的休息才是這個階段的重點。

備食技巧

● 可以選擇市售的鋁箔裝清澈果汁飲用。

● 和家人一起用餐時，餐桌上的湯品，如：冬瓜湯、去油的蘿蔔排骨湯、竹筍湯、燙青菜的蔬菜湯、鱸魚湯、薑絲肉片湯等也都可以作為此時的餐點（但只能喝去油的清湯，不適合吃湯料）。

● 補充少量澱粉

醇米湯

材料
白米 1/2 杯、水 1000cc

作法
1 將米用清水洗淨後瀝乾。

2 米與 1000cc 的水一起浸泡 30 分鐘。

3 作法 2 以大火煮滾後,轉小火,熬到米湯微白,熄火,蓋上蓋子悶 10 分鐘,倒出米湯,即成。

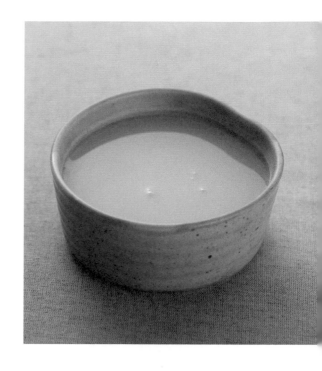

● 增加電解質,平衡體液

蔬菜清湯

材料
空心菜或青江菜(或各種蔬菜)1把、水適量

調味料
鹽適量

作法
1 青菜洗淨,去根,切 2 段。

2 鍋內放入水煮滾後,加入洗淨的青菜,煮至菜爛,將青菜撈去,加鹽調味即可。

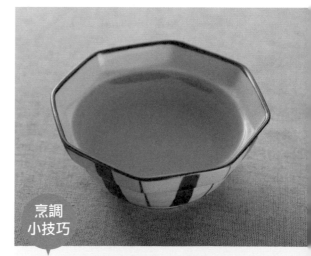

烹調
小技巧

每次選用兩種或者兩種以上不同的青菜,青菜可以隨喜好更換,例如:青江菜、菠菜、西洋菜等均可。

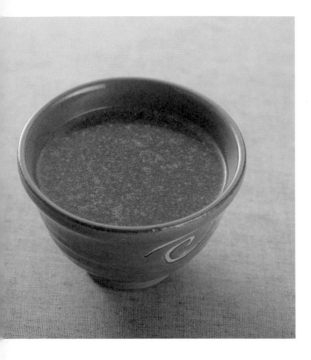

大骨湯

材料
豬大骨 1 斤（600g）、
水 3000cc

調味料
鹽適量

作法

1 用菜瓜布將豬大骨刷洗乾淨，以滾水汆燙後，倒掉血水雜質，並以清水將豬大骨沖洗乾淨。

2 鍋中加入清水，淹過豬大骨，開中火熬煮。

3 煮滾後，撈除湯面的雜質。轉小火，蓋上蓋子，繼續煮 30 ～ 40 分鐘，出現乳白色湯汁時，加入適量鹽調味即可。

美味
小技巧

可以選擇加入昆布、枸杞、柴魚片、桂圓等，可使原本無味的湯頭變得美味。喜歡特殊味道的人可以選擇羊骨、牛大骨、雞骨來熬煮。

● 提供微量胺基酸

鮮魚湯

材料
鮮魚 1 尾、薑片 3 片、薑絲適量、
米酒 1 大匙、水適量

調味料
鹽適量

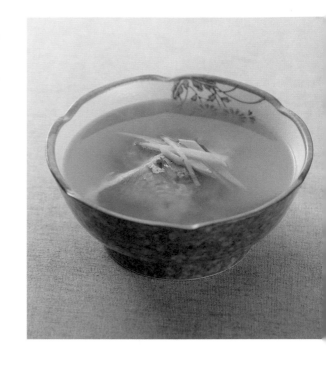

作法

1 鮮魚以清水沖洗洗淨、切大塊，備用。

2 冷水加入薑片，待水滾後，撈除薑片，放入鮮魚塊。

3 湯滾約 3 ～ 5 分鐘後，加入薑絲、米酒及鹽調味即可。

4 不能吃魚肉，只喝湯。

美味
小技巧

若能加入枸杞、黃耆調味，滋味
更鮮美。

烹調
小技巧

鮮魚可以視個人喜好更換，新鮮
鱸魚、虱目魚、鯛魚等都是很好
的選擇。

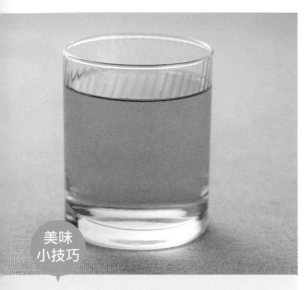

美味
小技巧

可以加入 10 ～ 20g 決明子，與麥茶一起悶，會有淡淡咖啡香。

清心麥茶

材料
麥仁 50g、水 2000cc

調味料
冰糖適量（不加糖也可以）

作法
1 用藥袋將麥仁裝起備用。
2 以大火將水煮開，放入麥仁包，轉中火，續煮 15 分鐘，關火，悶 20 分鐘。
3 拿掉麥仁包，加入冰糖調勻即可。

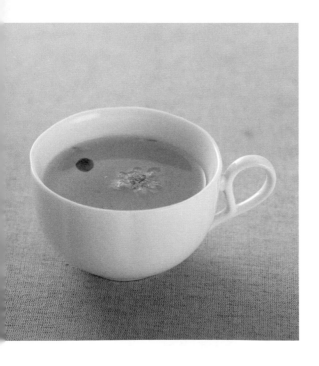

● 溫潤解渴

菊花枸杞茶

材料
乾燥菊花 2 ～ 3 朵、枸杞 1 小匙、開水適量

調味料
冰糖適量（不加糖也可以）

作法
全部材料放入杯中，沖入熱開水，蓋上蓋子，悶一下，待茶水出色、出味即可。

Stage 2

術後 第4天～1週（至第2週）

全流質飲食

　　這個階段大約在術後第2週開始，飲食是將煮熟的食物放入果汁機或食物調理機攪打成流質的液體食物，不需咀嚼即可吞嚥進食。

　　此時的飲食特色是讓腸胃道開始接觸各種食物，只要是能打碎的食物均可，所以在選擇食物時，只要注意選擇各大類食物，增加食物多樣化，就可以從不同的食物獲得完整的營養。

　　這個階段的食量仍小，進食量少，食物選擇要儘量符合均衡的原則。因為體重持續減少的過程中，需要多種維生素及礦物質參與代謝過程，因此若微量元素，如維生素及礦物的攝取仍是無法到位的話，建議要補充綜合維生素，可使用發泡錠或維生素滴劑。

　　若攝取全流質飲食無不舒服的情形，可以逐漸進展至半流質飲食，並不需要嚴格限制天數。飲食轉換時須由少量開始，或先取代其中一餐，等身體適應後，再逐漸增加份量，且務必要小口就食吞嚥，另外，最重要的是要注意足夠的水分補充。

參考菜單

南瓜濃湯、磨菇濃湯、香菇雞粥（打汁）、沖泡式麥片粥、蔬菜泥、果泥、肉泥、果凍、豆花、蛋花湯、優格、奶酪等。

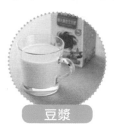

豆漿

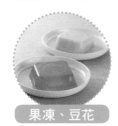

果凍、豆花

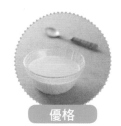

優格

| 進食量 | 每餐或每次約 50 ～ 100cc。 |

飲食技巧

● **維持少量多餐的飲食原則。**

● **注意補充水分：**雖然只要多樣化選擇食物即可達到均衡的目的，但由於食量仍較少，水分供應仍有可能較不足，每天仍需注意水分的補充，此時的水分補充可以用稀釋的運動飲料或稀釋的果汁。

● **一日分多次進食：**在確認可以吞嚥食物之後，病人可以考慮進食一天 3 小餐流質或數小口需要充分咀嚼的食物。

備食技巧

● 這個階段的食物以各式濃湯、蔬菜泥、水果泥為主。

● 方便起見，可以選用市售的豆漿、豆花、奶茶、奶酪、布丁、麵茶糊、五穀粉、芝麻糊、茶凍、南瓜濃湯、去顆粒玉米濃湯。

● 「老外」（外食族）可選用鹹粥（廣東粥、瘦肉粥、滑蛋瘦肉粥、海鮮粥等）、陽春麵、鍋燒麵、牛肉麵等，若有浮油，先撈去浮油，再以果汁機攪打成糊狀。

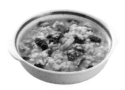
皮蛋瘦肉粥

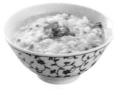
滑蛋牛肉粥

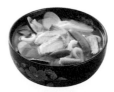
烏龍麵

● 與家人一起用餐時，可以選擇餐桌上較軟的菜餚，如：滷菜（滷豆乾、滷紅蘿蔔、白蘿蔔）、紅燒豆腐、番茄蛋花湯等來作為全流質飲食的原料──湯類食物請先去浮油，炒菜類食物或紅燒類食物要先以開水沖洗去浮油、湯汁後，再予以拌打成泥狀。

● 食材選擇要儘量涵括六大類食物，並堅守健康飲食原則，每日都要吃足五種蔬果。

第二階段的「挑食」原則

種類		內容	注意事項
五穀根莖類		馬鈴薯濃湯、南瓜濃湯、即溶麥粉、米飯、各種麵條等。	
豆魚肉蛋類	豆類	各種含豐富植物性蛋白質的豆製品，如豆漿、豆腐、豆包等。	
	魚類	如魩仔魚、鮭魚、鯛魚片、鱸魚等。	要選擇較無刺的大魚或小小魚。
	肉類	里肌肉絞肉、雞胸肉絞肉等。	先去皮、去肥油後，再絞碎、剁碎。
	奶類	建議飲用熱量較低的低脂奶、脫脂奶或低脂減糖的優酪乳。未來開始正常飲食後，也要繼續堅持低脂、脫脂路線。	術後腸胃道第一次接觸奶類，宜先稍微稀釋，降低乳糖濃度，減少腹脹產生。
蔬菜類		蔬菜要攪打成泥，所以不需指定使用較軟質的蔬菜類。	蔬菜纖維質豐富，建議宜少量且多次進食，不宜一次大量進食，以免導致脹氣難受。
水果類		水果沒有特定的限制，現打果汁、果泥，去皮、去籽即可。	
調味料		沒有特別限制，只要刺激性低即可。	
飲料		皆可。	咖啡及茶類可飲用低咖啡因咖啡或淡茶。

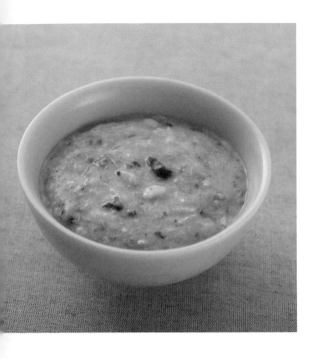

● 提供均衡營養素

香菇雞粥（打汁）

材料
去骨去皮雞肉 30 克、
乾香菇 2 朵、
白米 1/4 杯、
大骨湯適量

調味料
鹽適量

作法

1 香菇泡開，去蒂，切片。

2 雞肉切小塊，汆燙備用。

3 將香菇薄片、雞肉塊、洗淨的白米、大骨湯一起放入電鍋中，外鍋加 1 杯水，煮熟，加鹽調味。

4 將作法 3 放入食物調理機（或果汁機）中打成汁即可。

美味
小技巧

用新鮮香菇也可以，但乾香菇的味道較香濃；食用時，
若粥汁太濃稠，就再加點高湯或開水稀釋。

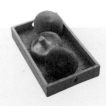

● 含豐富類胡蘿蔔素 & 低飽和脂肪酸

南瓜濃湯

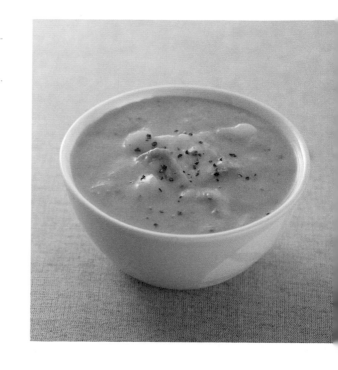

材料
南瓜 1/4 顆、馬鈴薯 40 克、
洋蔥丁 1/2 顆、鯛魚片 50 克、
牛奶 200cc、大骨湯適量、油適量

調味料
鹽、黑胡椒各適量

作法

1 南瓜及馬鈴薯洗淨，南瓜去籽，馬鈴薯去皮，全部切小塊，放入電鍋中蒸軟（外鍋加 1 杯水）。

2 蒸熟的南瓜、馬鈴薯稍微放涼後，與牛奶一起放入食物調理機（或果汁機）中攪打成泥。

3 熱鍋加油，以小火炒香洋蔥丁，加入作法 2 及鯛魚片，轉中火一邊煮、一邊攪拌，至湯滾、魚片熟，依喜好調味即可。

美味
小技巧

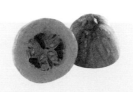

洋蔥也可以不用油炒，直接與南瓜、馬鈴薯一起蒸熟，加入牛奶打汁、煮熟，熱量更低。

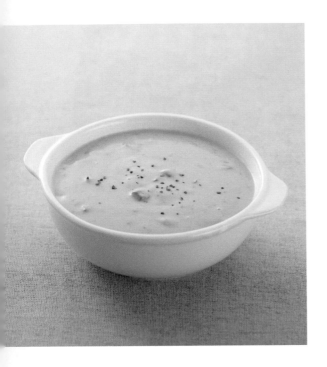

● 富含水溶性纖維質

蘑菇濃湯

材料
蘑菇 60 克、洋蔥 1/2 顆、蒜仁 1 瓣、
牛奶 200cc、奶油 5 克、
巴西里少許

調味料
鹽、黑胡椒各適量

作法

1 蘑菇切片、洋蔥切小丁、蒜仁切末，備用。

2 熱鍋加入奶油，放入蒜末，再加入洋蔥和蘑菇炒香。

3 接著將作法 2 稍微放涼後，以食物調理機（或果汁機）打成泥。

4 將作法 3 放入湯鍋加熱，加入牛奶，並加鹽和黑胡椒調味後盛盤，灑上巴西里末即完成。

烹調
小技巧

巴西里加不加都可以。

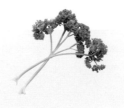

178

● 提供豐富的優質蛋白

蛋花湯

材料
雞蛋 1 個、蔥段少許、香油少許、
水適量

調味料
鹽適量

作法
1 將蛋放在大湯碗中打散，備用。
2 煮一鍋水，水滾後，將蛋液徐徐
　倒入湯鍋中，一邊攪動，加入鹽
　調味，再加入蔥段，起鍋時滴入
　幾滴香油即可。

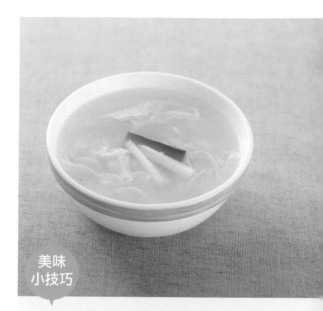

美味
小技巧

用大骨湯煮湯，會更美味；不喜歡蔥花，
也可以用韭菜取代喔！

● 質地細軟，容易吞嚥

蒸蛋

材料
雞蛋 1 個、水（或大骨湯）約 90cc

調味料
鹽適量

作法
1 雞蛋打散，加入水或大骨湯，加
　鹽調味，攪拌均勻。
2 放入電鍋，蒸約 10 ～ 15 分鐘即
　可。

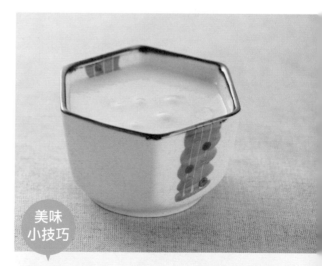

美味
小技巧

蛋與水的黃金比例是 1：2。蒸蛋時，鍋
蓋不要蓋實，留一小縫隙使蒸氣稍稍透
出，蒸蛋才會平滑。

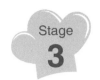

術後 第3週

半流質及軟質飲食

這個階段的飲食特色是可以清楚看出食物內容,與正常食物已經沒有太大的差異,只是利用大量水分將食物煮爛,讓胃部好消化並減少負擔。

將食物煮得比較柔軟,或先將食材絞細或切碎,加入高湯汁,烹煮成半流質,只要稍加咀嚼即可吞嚥進食的程度。

若半流質飲食進展狀況良好,沒有不舒服的情形,就可以逐漸減少飲食中的水分,進展到軟質飲食,轉換時由少量開始,等身體適應後,再逐漸增加份量。

參考菜單

蚵仔麵線、麥片粥、粿仔條、烏龍麵、皮蛋瘦肉粥、玉米濃湯、蒸魚、餛飩湯、大黃瓜鑲肉、番茄肉末、紅蘿蔔炒蛋等。

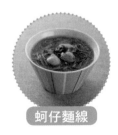
蚵仔麵線

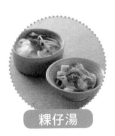
粿仔湯

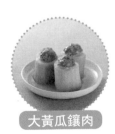
大黃瓜鑲肉

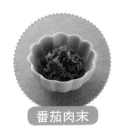
番茄肉末

進食量　每次以 1/2 碗為限。

營養需求

　　到了這個階段，進食的狀況應該已經大有進展，但也因人而異，每餐約有 150 ～ 250cc 不等；此時的營養供應的主要目的是補充營養，與幫助胃部恢復原來的蠕動及消化功能。

　　每天 5 ～ 6 餐次的進食對於營養補充是很重要的，因為體重還會持續往下滑，而可以食用的食物種類仍較為侷限，因此建議每日都要補充綜合維生素，尤其是熱量代謝需要的維生素 B_1、B_2、B_6，它們分別是熱量及蛋白質轉成能量時的重要輔助因子，此外，同為合成細胞及紅血球血紅素的重要因子——維生素 B_{12}、葉酸，雖然需要量不大，但由於攝取的蔬果份量及種類都比較少的情況下，很容易缺乏，必須額外補充，以彌補飲食供應的不足。

維生素 B_1、B_2、B_6	幫助熱量代謝，是熱量及蛋白質轉成能量時的重要輔助因子。
維生素 B_{12}、葉酸	是合成細胞及紅血球血紅素的重要因子。

● 每次進食，都要小口、小口地咀嚼、吞嚥。

● 食物要在口腔裡充分咀嚼後再吞嚥，以減少胃部的負擔及不適感。

備食技巧

● 居家料理，可以將預先準備的食材先切碎，加上絞肉或魚片熬煮成粥品，如：莧菜魩仔魚粥、山藥肉粥等，點心則可選擇燕麥奶桂圓粥、銀耳蓮子湯等。

● 外食可以選擇廣東粥、魩仔魚粥等粥品，或餛飩麵、鍋燒麵、担仔麵、蚵仔麵線、麵線糊等食物。

第三階段的「挑食」原則

種類		內容
五穀根莖類		如稀飯及煮爛的麵條、冬粉、麵線、根莖類（馬鈴薯、南瓜、地瓜、山藥等）等。
豆魚肉蛋類	豆類	各種黃豆製品，如豆漿、豆腐、嫩豆腐、豆花等。
	魚類	旗魚、虱目魚、鮭魚、白鯧、無刺魚片、小魚及各類海鮮，如蛤蜊、蚵仔、蝦等。
	肉類	豬、牛、羊的瘦絞肉及去皮的雞胸絞肉、雞腿絞肉。
	蛋類	如蛋花湯、蒸蛋等。
奶類		低脂牛奶、低脂少糖的優酪乳。
蔬菜類		大黃瓜、紅蘿蔔、大頭菜、冬瓜、莧菜、A 菜等較軟的蔬菜。
水果類		現打果汁，如木瓜牛奶、酪梨牛奶、柳丁等，以及蘋果、番茄、木瓜等各種水果。
調味料		簡單、不刺激、少油、少辣味者即可。
飲料		各類飲料均可，包括咖啡、茶，但以減少熱量的少糖、無糖為優先考量原則。

● 提供豐富纖維與鈣質

麥片粥

材料
大燕麥片 2 大匙、
牛奶 1 杯（約 150cc）、水適量

作法
將燕麥片放入鍋中，加入清水適量，
以大火煮滾後，轉小火熬成粥狀，
熄火後再調入牛奶即可。

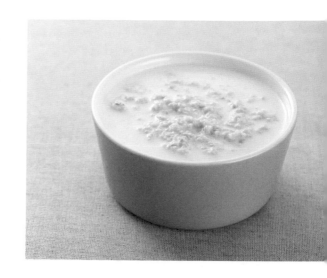

● 補充鋅元素能量

蚵仔麵線

材料
蚵仔 50 克、紅麵線 100 克、大骨
湯適量、香菜適量、柴魚片少許、
太白粉 1/2 匙

調味料
糖 2 克、烏醋 1 小匙、醬油 1/2 匙、
沙茶醬 1 小匙

作法
1 紅麵線汆燙後撈起，瀝乾；蚵仔
　燙至半熟，備用。

2 大骨湯煮滾後，加入柴魚片及全
　部調味料拌勻，再加入麵線、蚵
　仔，煮至湯滾，就可以準備起鍋。

3 起鍋前，以太白粉水芶芡，熄火
　即可。

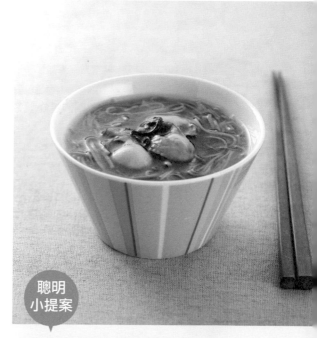

聰明
小提案

直接購買市售現成的蚵仔麵線也可以，
若有大腸則要充分咀嚼。

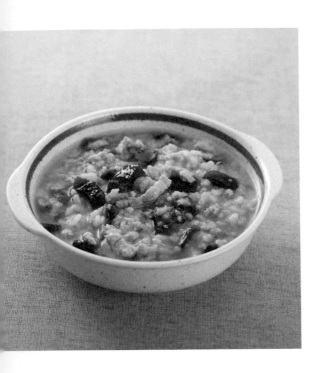

● 含高蛋白質，有益組織修復

皮蛋瘦肉粥

材料
白米 1/4 匙（亦可使用富含維生素 B 群的五穀米、全穀米）、皮蛋 1 個、豬絞肉 1 匙、蔥花酌量、水 500cc

調味料
鹽適量

作法
1 白米洗淨，加入絞肉及水，放入電鍋（外鍋 1 杯水）煮成瘦肉粥。

2 皮蛋去殼、切碎，蔥洗淨、切碎。

3 將作法 1 移到瓦斯爐，以小火慢煮，一邊煮、一邊攪拌。

4 作法 3 煮滾後，放入切碎的皮蛋與蔥花，再加鹽調味即可。

美味小技巧
豬絞肉可以用適量的鹽及米酒略醃，會更美味；起鍋前若能淋上蛋汁滾熟，口感會更綿密。

烹調小技巧
可將米洗好放入冷凍庫冰凍，能加速米粒糊化的速度，做出如廣東粥的口感。

乾拌粄條

材料

粄條（粿仔條）100 克、紅蔥頭 20 克、蒜仁 2 瓣、蔥花 & 油蔥酥少許、橄欖油 5cc

調味料

醬油 5cc、米酒 10cc、糖 3 克、胡椒粉 & 五香粉各少許

作法

1 紅蔥頭、蒜仁切碎，備用。

2 鍋內倒油，爆香蒜末、紅蔥頭末，加入全部調味料拌勻，當作淋醬。

3 粄條以滾水汆燙過，放入碗中。

4 淋上作法 2，灑上蔥花及油蔥酥。食用時，全部材料拌勻即可。

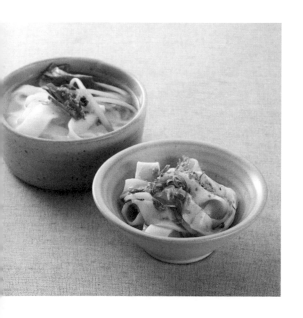

粿仔湯

材料

粄條（粿仔條）100 克、豆芽 20 克、韭菜 1 根、紅蔥頭 20 克、蒜仁 2 瓣、大骨湯適量、橄欖油 5cc

調味料

醬油 5cc、米酒 10cc、糖 3 克、胡椒粉 & 五香粉少許

作法

1 紅蔥頭、蒜仁切碎，備用。

2 韭菜洗淨切段，與豆芽、粄條以滾水汆燙過，放入碗中。

3 鍋內倒油，爆香蒜末、紅蔥頭末，加入大骨湯，依喜好加入調味料。

4 將煮好的作法 3 淋在作法 2 即可。

美味小技巧

可以醬油、米酒、糖、胡椒粉、五香粉炒香絞肉，做成肉燥，與粄條拌著吃，美味與營養會更加分。

聰明小提案

直接到一般麵店購買也可以喔！

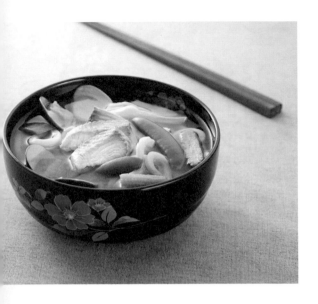

烏龍麵

材料
烏龍麵 120 克、玉米筍 15 克、甜豆莢 20 克、紅蘿蔔 5 克、鯛魚片 30 克、大骨湯 150cc

調味料
鹽適量

作法

1 全部蔬菜洗淨，玉米筍切段、紅蘿蔔切片，與鯛魚片一起燙熟，備用。

2 大骨湯煮開，加入烏龍麵，煮 2 分鐘後，加入作法 1，煮至料熟、湯滾後，加鹽清淡調味即可。

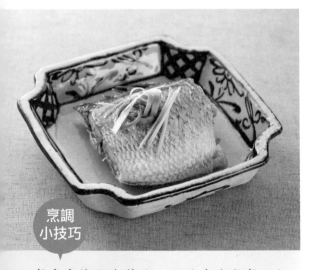

烹調
小技巧

盤底宜抹上少許油，以防魚肉黏盤。如無蒸鍋，用電鍋蒸也可以。

蒸魚

材料
新鮮鱸魚 100 克、薑少許、蔥少許

調味料
鹽 2 克

作法

1 鱸魚洗淨，抹上少許鹽巴，放於盤上。

2 蔥、薑切細絲，鋪於魚肉上。

3 放入蒸鍋，蒸約 6 分鐘取出即可。

● 質地細軟，容易消化

大黃瓜鑲肉

材料
大黃瓜 1/2 條、豬絞肉 100 克、
紅蘿蔔 20 克、太白粉 1 小匙

調味料
鹽 2 克、米酒 1 小匙、
白胡椒粉少許

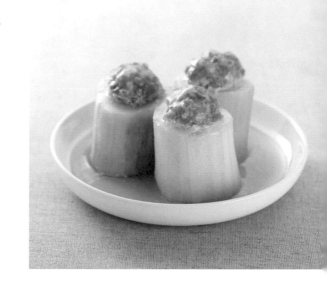

作法

1 大黃瓜削皮、去籽，輪切厚片，備用。

2 紅蘿蔔洗淨（皮可削、可不削）、切末，備用。

3 取一大碗，放入絞肉、紅蘿蔔末及全部調味料攪拌均勻。一邊攪拌，一邊
加水，一點點慢慢加，達到自己喜歡的柔軟度後，再加入太白粉，增加黏
性。

4 大黃瓜內側抹點太白粉，將絞肉塞緊。

5 將大黃瓜鑲肉放入電鍋中蒸，外鍋放 1 杯水，蒸熟即可。

美味
小技巧

蔥、薑剁碎加入絞肉味道更佳，加入荸薺會有點脆脆的口
感。

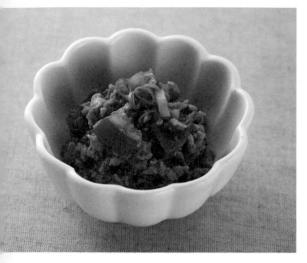

● 含豐富茄紅素，抗氧化力強

番茄肉末

材料
蕃茄 1 顆、豬絞肉 1 匙、蔥少許、
橄欖油 5cc

調味料
醬油 3cc、糖少許

作法

1 番茄洗淨、切小角，蔥洗淨、切細，豬絞肉用醬油略醃。

2 平底鍋加油熱鍋後，加入豬絞肉稍微翻炒後，盛出備用。

3 鍋內加點油，放入番茄丁翻炒，加入適量的糖調味，炒到番茄出水後，加入絞肉、蔥末一起拌炒即可。

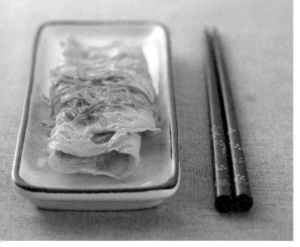

● 提供優質蛋白，幫助組織修復

紅蘿蔔蛋餅

材料
紅蘿蔔 30 克、雞蛋 1 個、
橄欖油 5cc

調味料
鹽適量

作法

1 雞蛋打散，備用。

2 紅蘿蔔洗淨（皮可削、可不削）刨成絲，加入蛋汁，以鹽調味。

3 平底鍋加油熱鍋後，倒入作法 2，以小火慢煎至熟即可。

● 質地細軟，方便取食

餛飩湯

材料
餛飩 5 顆、青江菜 30 克、
芹菜末 5 公克、大骨湯 400cc

調味料
鹽 2 克、白胡椒少許、香油少許

作法

1 煮水至滾，放入餛飩，以小火煮約 2 分鐘，熟後，撈出放入大湯碗中。

2 將小白菜放入滾水中稍為汆燙後，撈起、瀝乾，放入湯碗。

3 大骨湯煮滾後，依喜好加入調味料後，倒入湯碗中，再灑上芹菜末即可。

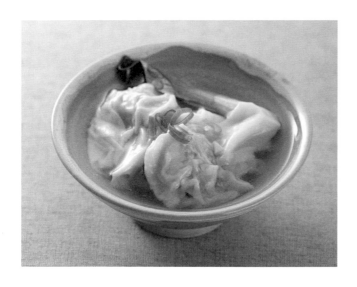

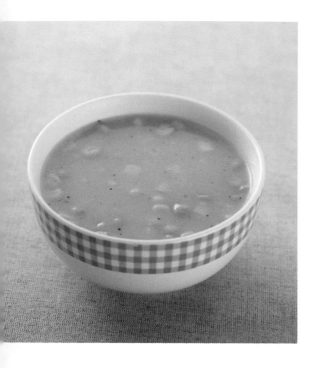

● 含有豐富的維生素 B 群

玉米濃湯

材料
罐頭玉米粒 1 罐、馬鈴薯 1 顆、
奶油 5 克、牛奶 200cc、
冷開水 600cc

調味料
鹽、黑胡椒適量

作法
1 馬鈴薯去皮、切塊,與 2/3 罐的玉米粒一起放入果汁機,加入牛奶、冷開水打成濃稠狀。

2 熱鍋,融化奶油,加入作法 1,以小火煮至溫熱(一邊煮、一邊攪拌),加入剩下的玉米粒,並以鹽、黑胡椒調味即可。

美味小技巧

不放黑胡椒,味道更清爽。

烹調小技巧

罐頭玉米粒較新鮮玉米粒容易煮透、煮軟,湯頭甜度較高。也可以使用奶粉取代牛奶。

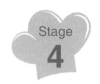

術後 1個月

低熱量均衡飲食

Stage 4

　　這個階段已可進展到接近正常飲食，只要選擇較軟的食物或烹調時多煮個 3 ～ 5 分鐘，使食物軟爛而更好消化即可，進食餐次也已能減少到每天 3 ～ 4 餐。

　　在完全回復正常飲食之前，對於低熱量飲食概念的建立是重要且必須持續進行，否則即使接受了減肥手術，未來復胖還是大有機會的。

參考菜單

飯、鹹豆花、陽春麵、滷蘿蔔、滷冬瓜、燙青花、瓜子肉等。

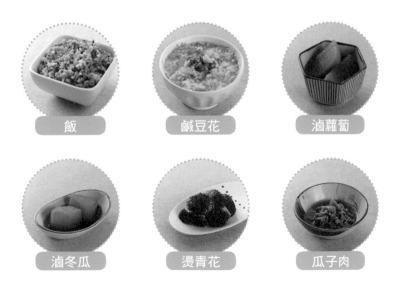

飯　　　鹹豆花　　　滷蘿蔔

滷冬瓜　　　燙青花　　　瓜子肉

進食量　每次約 220 ～ 300cc。

飲食技巧

● 每餐八分飽為宜，食物份量約家用碗 8 分滿到 1 碗的量，可使用飯碗控制每次的進食量。

● 每餐進食時間約 20 ～ 30 分鐘，小口進食、細嚼慢嚥。

營養需求

● 需要攝取足夠的蛋白質食物。

● 須注意足夠的水分補充。

● 建議每天補充綜合維生素及礦物質。

備食技巧

● 食物要選擇質地較細、軟者。

● 含有豐富鐵質與高蛋白

滑蛋牛肉粥

材料

白米 1/4 杯、絞肉（牛或豬）20 克、
雞蛋 1 個、蔥花少許、水適量

調味料

鹽、胡椒粉、香油各適量

作法

1 白米洗淨，加入絞肉及清水，放
　入電鍋，煮成瘦肉粥。

2 蛋打散成蛋液，備用。

3 將作法 1 移到瓦斯爐，以小火慢
　煮，一邊煮、一邊攪拌，煮滾後，
　淋上蛋液及蔥花，加鹽調味即可。

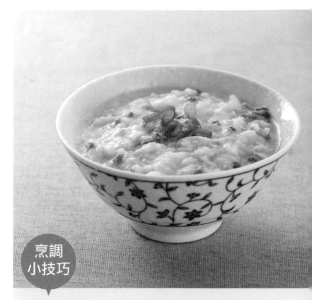

烹調小技巧

水量視喜好增減，喜歡濃稠，水就放少
一點。如果粥太稠，放瓦斯爐上煮時可
以再加水。

● 富含 B 群、A、C、水溶性纖維

繽紛三明治

材料

土司 1 又 1/2 片、南瓜泥 120 克、
美生菜 20 克、水煮蛋 1/2 個、
蘋果 1/4 顆

作法

1 蘋果、水煮蛋切片，備用。

2 土司去邊，抹上南瓜泥，鋪上水
　煮蛋、生菜、蘋果片即可。

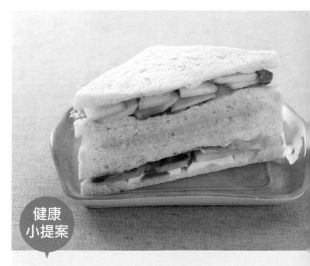

健康小提案

地瓜泥、南瓜泥都是很健康的三明治抹
醬，可以取代奶油、花生醬或果醬。

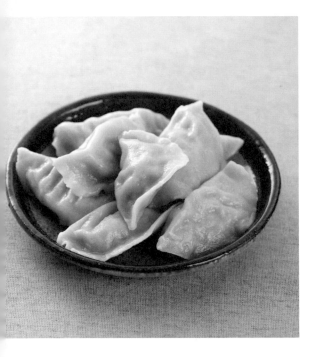

水餃

材料
冷凍水餃 5 顆

調味料
視個人喜好調製

作法
鍋內加入冷水，開火後，立即放入冷凍水餃，並蓋上鍋蓋（水餃第一次煮滾前，要不時用大湯匙或筷子輕推水餃，以免黏鍋），待煮滾後，加一、兩次冷水，再蓋上鍋蓋，再次煮滾即可。

烹調
小技巧

用冷水煮冷凍水餃，麵皮和內餡的溫度會隨著水溫慢慢上升，等到水滾時，麵皮、內餡和水溫一致，煮出來的水餃，不僅麵皮的彈性好，肉餡也會完全熟透。

鹹豆花（鹹豆漿）

材料

豆漿 200cc、蝦米、蘿蔔乾

調味料

醬油 1 大匙、鹽 1/2 小匙、醋適量

聰明小提案

可以直接到中式早餐店購買，購買時，請老闆將油條分開裝，以免太多油脂溶入豆漿中。

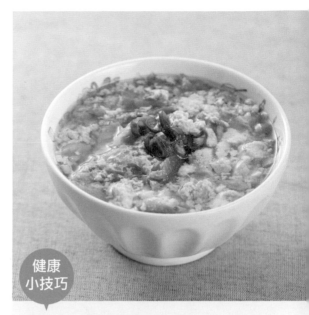

健康小技巧

請減少油條的份量喔！

● 高蛋白質，容易吞食

瓜子肉

材料

罐頭脆瓜約 1/2 匙、絞肉 40 克、蒜仁 2 瓣

作法

1 脆瓜、蒜仁切碎，加入絞肉拌勻。
2 放入電鍋，外鍋放 1 杯水，蒸熟即可。

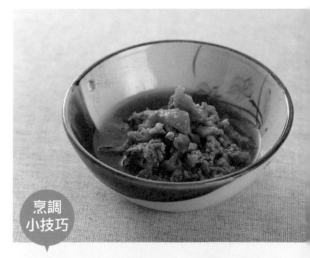

烹調小技巧

罐頭脆瓜也可以用醃蔭瓜代替，因為脆瓜、蔭瓜本身就有鹹度，所以不需要再加調味料，甚至可加一點水稀釋鹹度。

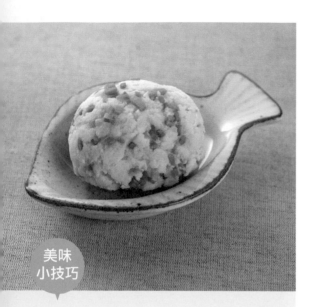

馬鈴薯沙拉

材料

馬鈴薯 100 克、紅蘿蔔 10 克、
水煮蛋 1 個

調味料

鹽少許、蛋黃醬（美乃滋）酌量

美味小技巧

馬鈴薯可以用南瓜、地瓜代替。取馬鈴薯泥、南瓜泥、地瓜泥其二或全部混合也很好吃。

作法

1 馬鈴薯洗淨、去皮，搗成泥。

2 紅蘿蔔洗淨（皮可削、可不削）、切細末，與作法 1 拌勻。

3 水煮蛋切碎，加入作法 2，再加入鹽及少量蛋黃醬調味。

烹飪小技巧

蛋黃醬在各大超市賣場、一般商店均有售，直接購買使用即可。

健康小提醒

蛋黃醬的作用是將食材兜住，但熱量高，請酌量使用。

● 熱量極低，纖維質豐富

醬滷蘿蔔

材料
白蘿蔔 200 克

調味料
醬油 20cc、糖少許、米酒少許

作法
1 蘿蔔洗淨，去皮，切大塊。
2 醬油加水稀釋後，加入其他調味料混合均勻。
3 作法 1 加入作法 2（滷汁要蓋過蘿蔔），以小火慢滷 15 分鐘即可。

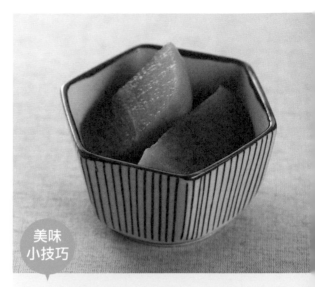

美味
小技巧

滷好的蘿蔔移入冰箱，置放一晚後，會更入味好吃。

● 極低熱量，高度飽足感

紅燒冬瓜

材料
冬瓜 200 克、薑絲適量、油少許

調味料
醬油 20cc、糖少許、酒少許

作法
1 冬瓜洗淨，去皮，切大塊。
2 醬油加水稀釋後，加入其他調味料混合均勻。
3 熱鍋加油，放入薑絲爆香，再放入冬瓜塊，加入作法 2（滷汁要蓋過冬瓜），以小火慢滷至冬瓜稍變透明即可。

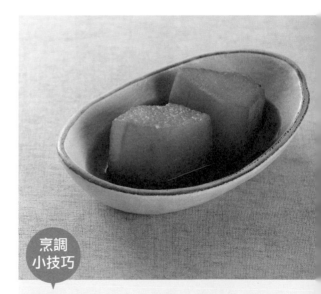

烹調
小技巧

滷汁也可以蠔油取代醬油，加水稀釋後使用。

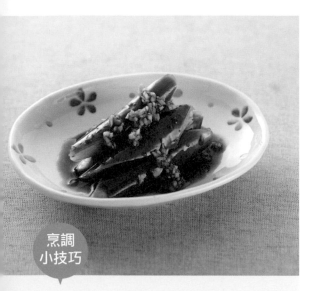

烹調
小技巧

水滾先加入少許油和鹽，放入茄子後，用器具壓住茄子，不要讓茄子浮出水面，這樣就不會變色了！

● 富含維生素 A& 水溶性纖維

清燙茄子

材料
茄子 1 根、薑末 & 蒜末各適量

調味料
醬油、烏醋、白醋、糖各適量

作法
1 茄子洗淨，去頭尾，切段。
2 煮一鍋水，水滾後放入茄子，煮熟後（約 3～5 分鐘）撈起、瀝乾，盛盤。
3 薑末、蒜末加入全部調味料拌勻，淋在茄子上即可。

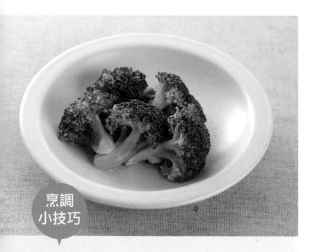

烹調
小技巧

這樣燙出來的花椰菜帶有一點脆脆的口感，營養比較不會流失。如果想吃較軟的花椰菜，燙煮的時間再加長，起鍋前，戳一下菜梗切面可以判斷軟硬度。

● 高纖低熱量，抗氧化力佳

燙青花

材料
綠色花椰菜約 1/4 朵、鹽少許

調味料
醬油適量

作法
1 鍋中放入鹽和花椰菜。
2 倒入水（水蓋過花椰菜即可），蓋上鍋蓋，開大火，煮約 4 分鐘即可起鍋。

術後常見的營養併發症及其處理方法

　　接受減肥手術的人有很大部分曾經歷過各種減肥法且效果不彰，也有很大比例的病患原本是美食饕客或大胃王，不管如何，在手術之後，都被強迫要減少食量，只要放開大吃就會有嚴重想吐的不適感，對於術前、術後食量變得天壤之別，以及必須面對術後容易出現脹氣、便秘等問題，很多患者都很難接受。因此，術前的心裡準備及建設是必要的，術前準備越週全，術後的適應狀況就會越好！

脹氣	● 多走動，有助於腸道蠕動，減少脹氣。
噁心嘔吐	● 少量多餐。術後約 2 週內，建議以小湯匙或以小茶杯定量進食。若一時間太大量進食，容易有噁心嘔吐等不適的症狀產生。
食量驟減	● 每個階段都要限制進食量，第一階段每次只能進食約 30cc，到第三或第四階段，每次進食量最多也不能超過 250cc 左右（約 1 個量杯或 1 個碗的份量）。
便秘	● 術後 2 週，進食量減少，水分攝取量、纖維量都變少，容易發生便秘，所以流質飲食期間，要多攝取水分，並多以軟纖維的瓜果類（扁蒲、紅蘿蔔、大黃瓜、冬瓜、哈密瓜、木瓜、蘋果、火龍果等）、根莖類（地瓜、馬鈴薯、蓮藕、山藥、南瓜等）、全穀類（糙米粉、五穀粉、芝麻粉、麵茶粉等）為主，來增加纖維量，預防便秘發生。發生便秘時，可以用稀釋的黑棗汁協助排便。
水分缺乏	● 每天至少要補充 1500cc 的水分，並避免脫水。把每天飲食中的水分約略扣除後，將不足的水量先行測量取出，1 日內慢慢飲用完畢。

不同手術方式會產生不同的營養問題

◎ 飲食進展大致相同

　　雖然營養師會依病人的術後情形進行評估及設計適合的飲食計畫，且按照不同的復原階段，依病人的性別、年齡、營養概念、不同手術方式可能產生的營養問題而有不同。不過，不管是採用哪一種手術方式，術後的飲食計畫都是由**清流質→全流質→糊狀食物→剁碎食物→軟質食物→一般質地食物**，這樣的飲食進展是一樣的。

　　手術後，大致上不須特別限制某些食物，除了食量必須由非常少開始再慢慢增加以外，不管是採用哪一種手術方式，都應該減少食物的攝取總量與熱量密度。

◎ 首重蛋白質比例

　　為了幫助手術傷口癒合，術後必須加強蛋白質的食物比重，尤其術後 2 週正值傷口的黃金恢復期，最少每天要給予 60 克的蛋白質，基本上，最好是每公斤體重（*理想體重*）每天要補充 1.5 克蛋白質，甚至是 2.1 克蛋白質的比重。可是，這個時候，食量尚小，進食量約 30 ～ 100cc，而且飲食內容只有清流質及全流質，所以這樣的目標是很困難達到的，可以儘量在有限的食物中提高優質蛋白質（*奶蛋肉魚豆類*）的比例，例如：點心選擇蒸蛋、蛤蜊湯、蚵仔湯、奶酪、布丁、餛飩、魚湯、大黃瓜鑲肉等。

◎ 營養素的補充

　　減重過程即在燃燒體內的脂肪及蛋白質組織，成為二氧化碳和水，這個過程需要大量的維生素與礦物質，以協助燃燒過程啟動及完成，尤其是維生素 B 群的需求相當殷切。可是，水溶性的維生素 B 群在人體內的貯存量並不多，需要每天由食物提供，若食物的供應不足，應予以補充劑補充。

十二指腸吻合術

　　接受十二指腸吻合術者，需要更多營養補充，如：鐵質、鈣質及維生素 B_{12}。維生素 B_{12} 無法藉由口服補充途徑獲得滿足，需要透過針劑定補充。

胃袖狀切除手術

　　胃袖狀切除手術之後，胃部的基本結構仍完整，保留了胃與食道的關卡——賁門，及胃與十二指腸的關卡——幽門，在少量進食時，並不至於有類似胃上體切除般嚴重的胃食道逆流，也不至於有如胃下體切除般有傾食症候群的情形發生，但胃的容積約只有 20 ～ 30cc（約 1 盎斯或 2 湯匙）大小，進食量超過胃容積時，就會有噁心感，甚至嘔吐發生，感覺令人不悅。

　　這種胃容積變小是不可逆的變化，即使術後飲食進展到正常飲食後，甚至數個月到數年後，即使胃容積會慢慢再增加，但也是有限的，大部分的人很少一餐可以攝取 300cc 的份量。

　　這種手術方式較少有營養素缺乏的問題發生，不同於胃下體切除的術式，容易有維生素 B_{12} 缺乏的問題。

胃繞道手術

　　經過胃繞道手術方式，胃的容積約只剩 20 ～ 30cc（約 1 盎斯或 2 湯匙）大小。這種術式繞過了胃與十二指腸的交接處——幽門，因此需避免濃縮甜食，以減少發生傾食症候群的機會。

　　採用這種手術方式，維生素、礦物質缺乏的問題是較為嚴重的，尤其鈣、葉酸、鐵質、維生素 B_{12}，都要注意是否有不足，有必要時，約 3 ～ 6 個月即需要透過針劑補充，尤其是維生素 B_{12} 因必須靠胃下部所分泌的內在因子，才能與維生素 B_{12} 結合，待食物到了小腸末端，才有辦法被吸收。

　　從胃繞道手術開始到 6 個月，維生素的補充不再只是建議，而是務必執行，給予可咀嚼、發泡錠、滴劑等型式 1 ～ 2 倍成人需要量的維生素、礦物質補充品，包括鐵質 45 ～ 60 毫克、葉酸、維生素 B_1（thiamine）、1200 ～ 1500 毫克的鈣質（含食物）、至少 3000 國際單位的維生素 D 及 B_{12} 的額外營養補充劑。

可調式胃束帶手術

　　採用可調式胃束帶手術者在術後必須補充成人維生素、礦物質補充品 1 ～ 2 倍成人需要量，需要由營養補充品補充鐵質 45 ～ 60 毫克，包括鐵質、葉酸、維生素 B_1（thiamine）、1200 ～ 1500 毫克的鈣質（含食物）、至少 3000 國際單位的維生素 D。

在長遠的未來，當腸道營養可能面臨障礙或身體遭遇其他疾病威脅，而提高營養補充的危險性，必須考慮給予靜脈營養。

胃繞道手術之後的飲食進展

清流質

| 術後 1～5 天 | 總量少於 1/2 杯（30～120cc），慢慢進展 |

全流質

| 術後第 3 天～3 週 | 慢慢從 1/2 杯（30～120cc）增加，不超過 3/4 杯（＜200cc） |

剁碎成泥狀

| 術後 3 週～5 週 | 從 3/4 杯慢慢增加到 1 杯 |

常規飲食

| 術後 5 週之後 | 不超過 1 杯（250cc） |

◎ 營養師長期介入

　　經驗顯示，<u>減重手術後，還能持續減重至理想範圍的人，都是能持續進行飲食控制且搭配運動者</u>。大部分減重計畫之所以無法順利成功，多半是因為減重者無法降低進食量或減少口腹之慾，又喜歡攝取高熱量密度食物的關係。

　　請注意，在手術後的一小段時間裡，即使體重似乎很快地減少了，但只要稍為增加進食量或回復之前高熱量密度的飲食習慣，體重就很容易停滯不前，甚至有回升的可能。所以，營養師除了要幫助病人控制術後飲食的進展外，更應該積極介入病人的飲食計畫，協助其建立健康的飲食觀念及飲食模式，如此才是維持健康體重的長久之計。

　　體重是熱量 IN 和熱量 OUT 的平衡點，吃進去的熱量若消耗不掉，就會轉成脂肪型態存在人體內，<u>減重不二道理──少吃多運動</u>，其他什麼攏免講！

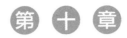

第十章

遠離復胖的
營養健康關鍵

文／鄭金寶

根據統計資料，50% 的人在開刀後的 10 年內，體重會回升 20 ～ 50%，因此如何避免術後復胖的飲食原則很重要，須視減重手術的種類而有所不同，除必須控制熱量之外，也要預防骨質疏鬆、神經病變及減重手術後可能發生的營養素缺乏及相關症狀的發生。

減重手術，尤其是胃繞道手術，術後會因為食物攝取量減少、吸收量降低而導致鐵、鈣、維生素 D 和蛋白質的吸收攝取不足，而引發貧血、骨質疏鬆症，甚至可能引發神經病變等。

減重手術後常見的健康問題

骨質疏鬆	神經病變
貧血	營養不足

致胖的飲食因素

　　減重門診裡常見與飲食相關的三大致胖因素是：一是吃東西的速度很快、二是喜歡吃重口味及油炸的食物、三是習慣隨意暢飲含糖飲料，如果不改掉這三項不良的飲食習慣，光靠手術，是無法完全解決肥胖問題的。

　　此外，避免復胖應更注意食物熱量密度。食物重量相同時，因所含油脂量不同，熱量就不一樣，例如：100g 的豬肉分里肌瘦肉、三層肉、肥肉等，其熱量分別為 150 大卡、550 大卡及 820 大卡。

　　在決定接受減重手術時，就要針對核心的飲食問題加以解決，才能避免術後肥胖問題重複發生。惟有堅持減重的決心，持之以恆，才能達到目的！

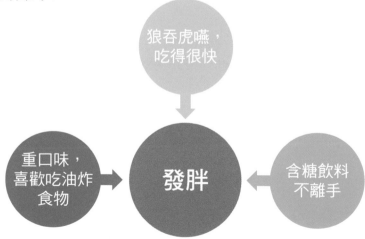

這麼吃，讓你不復胖

孟子曰：「天將降大任於斯人也，必先苦其心志，勞其筋骨，餓其體膚，空乏其身，行拂亂其所為，所以動心忍性，曾（增）益其無所不能。」早在亞聖孟子時即已預知未來的人類將面臨減重的問題，而早有訓誡——必須先有堅定的意志力，配合有氧運動、減重健康飲食，取用好的食物，將用餐行為當作一回事，認真配合得宜才能避免復胖。

1. **早餐不能少**：早餐一定要吃的豐富，讓腦部記憶豐盛的飽足意念，維持一天理性的飲食攝食行為。

2. **不要忽略任何一餐，避免空腹過久**：填飽肚子是人類的動物本能，空腹容易讓人失去理性，本能發出「想吃大餐」的訊號，應即時性、預防性地預備低熱量食物，如仙草、蒟蒻、大番茄、低糖果凍等應急，度過「想吃」的危險時刻。

3. **三餐定時、定量**：食物不要集中在任何一餐吃下肚，這樣食物容易以脂肪的型態囤積在身體內，這種飲食型態的人很容易得到脂肪肝。

4. **每餐用餐時間 30 分鐘**：取好餐點，安排適當坐位，好好地慢食，用心享受食物的菜根香本味；並且專心吃飯，不要邊吃邊看電視。30 分鐘足夠細嚼慢嚥，也足夠時間讓腦部飽食中樞發出「吃飽了」的訊號。

5. **養成淡食、原味的飲食習慣：**口味重容易促進食慾，增加攝食量，嗜吃重口味及油炸食物，容易讓人感覺口渴而喝下大量的含糖飲料來解渴，而破壞減肥計畫。衛福部的調查報告指出，經常外食者，每日鹽攝取量約為 12 ～ 15 公克，大幅超出比起實際人體所需的 1 ～ 1.5 公克，徒增腎臟的負擔。

6. **隨時備有清淡薄茶或加代糖的飲料：**飲料類通常可以讓人在很短的時間內咕嚕、咕嚕地喝下一整罐，卻沒有明顯飽足感，避免復胖者必須謹記要避免。

   世界衛生組織建議對糖的攝取每天要低於總熱量的 10%，以每天攝取熱量1500大卡來計算，含糖攝取量每天須少於45g以下。

7. **養成正確的飲食行為：**

- 固定時間用餐。不定時用餐，或隨時用餐者對於熱量控制有難度。

- 營造理性的用餐氣氛，不隨情緒激動而破壞計畫。

- 每餐的前 20 分鐘，先吃低熱量湯品或蔬菜做的開胃菜等體積大又熱量密度低的食物（**如大量蔬菜或清湯類**）。

- 有飢餓感，可以做其他事轉移注意力，例如散步、做家事等，或是喝水、吃些纖維多又有飽足感的食物，如竹筍、蒟蒻等。

- 外食族若能將較油膩的食物先以熱開水涮過，可減少 10 ～

15% 油脂量，減重的目標會更容易達成。

- 購買食品時先仔細看過食品標示，了解每份食品的熱量或是每 100 公克的熱量是多少，才能知道自己真正吃進去多少。

- 用餐後，快速離開餐桌，刷牙、清理口腔，不再進食。

8. 避免錯誤的飲食習慣：

- 誤以為術後就可以回到以往的飲食習慣，整天不停地吃，當然非常容易又回到以前的噸位，必須儘量避免。

- 手術後，胃容量會縮小，但隨著時間，胃還是會慢慢撐大，因此每次用餐時切記不要過量，才不會將小胃再撐大而導致復胖。

- 常以為「只吃一點」沒關係，結果整天吃下來，總熱量驚人。

9. 養成記錄飲食的習慣：人都是健忘的，或是會選擇性失憶，很多病人下了大決心去手術，享受恢復窈窕的滋味，但是日子一久，難免就忘記初衷，逐漸恢復往日的飲食習慣，而慢慢恢復體重。所以，定期每星期選擇 2 天仔細記錄飲食內容、烹調方式、進食的時間、進食時的心情……，養成記錄飲食內容、行為的習慣，可持續注意體重，避免復胖。

市售飲料的糖分陷阱

　　市售手搖杯飲料常分有無糖、微糖或全糖等口味，有的飲料雖然只有500cc，卻有 300 大卡的驚人熱量，尤其是檸檬汁等酸性飲料，會添加更多糖分，讓口味更好。為了健康著想，建議大家自製冷泡茶，可以煮大麥茶、洛神花或是綠茶、烏龍茶或紅茶等，再自行調製成什錦茶，放涼後，也可以加入一些代糖調味，添加風味。

市售常見飲料熱量表
（參考臺大醫院員工電子報 2014 年 07 月號）

700 ml 飲料的配料	熱量（大卡）
愛玉	2
仙草凍	26
咖啡凍	40
椰果	65
冰淇淋	100
布丁	112
珍珠	220

品項（手搖飲料）	熱量（大卡／700ml）			
	無糖	微糖	半糖	全糖
綠茶、紅茶、烏龍茶	0	100	140	210
奶茶	290	390	460	500
鮮奶茶	185	285	325	395
多多綠茶	135	235	275	345
珍珠奶茶	440	523	580	650

品項（包裝飲料）	熱量（大卡）	品項（連鎖咖啡店）	熱量（大卡）
可樂（600ml）	252	美式咖啡（350ml）	11
優酪乳（206ml）	138	拿鐵咖啡（350ml）	176
果菜汁（500ml）	185	焦糖瑪奇朵（350ml）	201
冬瓜茶（600ml）	228	摩卡咖啡（350ml）	290
奶茶（500ml）	285	摩卡可可碎片星 x 樂（350ml）	308
烏梅汁（750ml）	705	芒果香蕉星 x 樂（350ml）	239

控制熱量又營養均衡的飲食模式

要避免復胖除了認真看待用餐行為外，最主要的重點還是在於建立正確的營養知識以及飲食模式。為了有效控制熱量攝取並且避免營養素缺乏的發生，營養均衡的飲食內容必須注意以下幾點：

1. **控制每日攝取的總熱量**：男性以每天 1500 大卡，女性每天 1200 大卡為基準。

2. **以均衡飲食為原則**（依衛生福利部針對食物的六大類設計）：

- **每天多樣化選擇六大類食物**：包括奶類、蔬菜類、水果類、豆蛋肉魚類、全穀雜糧類、油脂堅果類等，缺一不可。不同類的食物含有不同的營養素，無法互為取代，例如蔬菜無法取代水果，豆漿也無法取代牛奶等。

- **以粗糙、未加工的澱粉類食物取代精製穀類**：例如在米飯中加入燕麥、地瓜等五穀雜糧，或以雜糧麵包取代白麵包等，除提供飽足感外，也有協助調整血糖、血膽固醇之作用。

- **選擇多樣且天然的蔬菜水果，盡量不喝果汁**：準備水果要花時間，吃的時候又要咀嚼，所以比較可以增加飽足感、填飽肚子，而直接喝果汁，不經意就會喝下過多的熱量。

- **豆魚肉蛋類食物宜動、植物性食物各占一半**：攝取時，以油脂含量較低的食物為優先考量，例如去皮的雞肉、魚類等。

- **選用好油**：也可以利用堅果類，如腰果、核桃、杏仁，磨碎取代油脂來拌青菜，還可以添加風味。

3. **避免高熱量食物**：盡量避高熱量的油炸食物或勾芡濃稠的流質食物，如濃湯等，也不能暴飲暴食，才能有效達到減重的效果。

4. **適時補充豐富鐵質、鈣質及維生素 B 群等容易缺乏的營養素**：牛奶的鈣質豐富且吸收率高，建議術後可每天喝 1 ～ 2 瓶 240cc 的低脂鮮奶，免得減了體重也損失了骨質，非常划不來。

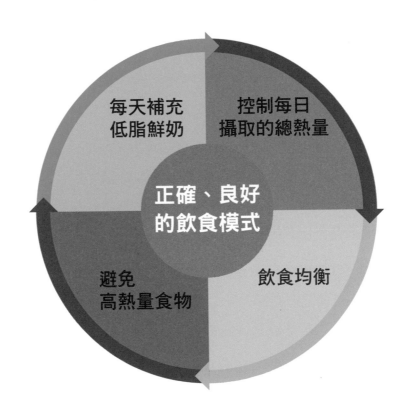

每天補充
低脂鮮奶

控制每日
攝取的總熱量

正確、良好
的飲食模式

避免
高熱量食物

飲食均衡

藉助營養師的專業力量

　　減重成功的個案往往都有專業人員相伴，個案本身也要有「不再回到以往體重」的強烈意識。讓專業人員扮演觀察督導者，提供鼓勵，一路相伴，也能預防過度限制或是錯誤限制，造成不必要的情形發生。

　　避免復胖是自我的挑戰，手術後的適應是長久性的，應包括術後的飲食調整以及日後的人生規劃，除了養成良好的飲食、運動及生活習慣，不時的提醒自己，再接再厲、持之以恆，才是成功減重的最終手段。

蛋白質（克）	脂肪（克）	醣類（克）	熱量（卡）
11.5	9.5	13.5	186

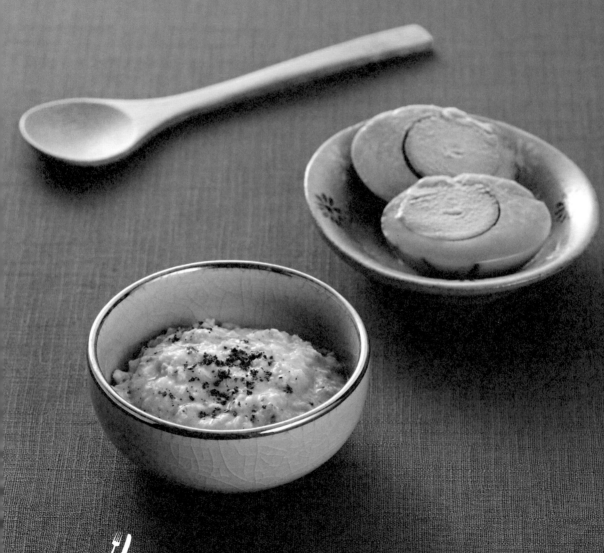

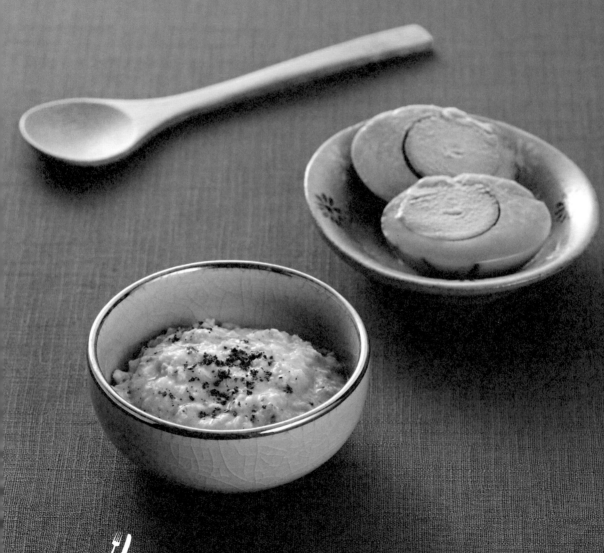 營養重點

1 飲食方便且多樣化是主要生活型態，慎選低熱量外食是持續不復胖小技巧。

2 牛奶、蛋的高生物利用價質蛋白質補充一天活力。

3 許多人在超市解決早餐，沖泡式飲品也可以用無糖燕麥奶取代。

避免復胖三餐飲食 (3日示範)

茶葉蛋（每餐一個）

材料
雞蛋 10 個、乾香菇數朵、
滷包 1 個（超市、賣場都有販售）、
紅茶包 1 個

調味料
鹽適量

作法

1 乾香菇洗淨、泡冷水，備用。

2 在電鍋裡鋪一張完全浸濕的廚房紙巾，把蛋放在紙巾上，按下開關，等開關跳起就完成白煮蛋了。

3 煮好的蛋以冷水浸泡 10 分鐘後，輕敲出裂縫，以幫助入味。

4 煮一鍋滾水，放入白煮蛋、滷包、紅茶包、香菇、鹽，以大火煮滾後關火，整鍋移入電鍋，外鍋放 1 杯水，煮至開關跳起即可。

5 煮好的茶葉蛋，放涼後可放入冰箱冷藏一晚，幫助入味。

烹調小技巧

建議使用室溫保存的雞蛋來做白煮蛋。若是冷藏的雞蛋，請先放室溫下 30 分鐘後再煮，以免爆蛋。

芝麻燕麥奶

材料
芝麻粉 20g、即食燕麥 50g、
牛奶 600cc

調味料
鹽適量

作法

1 牛奶隔水加熱。

2 所有材料以熱牛奶泡開，拌勻即可。

聰明小提案

嫌自己煮麻煩，也可以直接購買現成的茶葉蛋和即食燕麥飲，超商或超市都可以購買到。如買不到芝麻口味的燕麥飲，自行加入芝麻粉混勻就可以了。

早餐／【茶葉蛋】【芝麻燕麥奶】

蛋白質（克）	脂肪（克）	醣類（克）	熱量（卡）
24	10	12.5	164

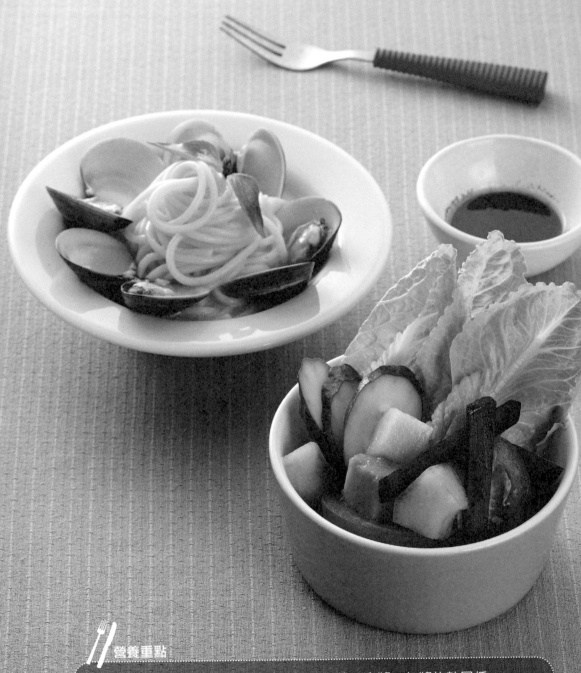

營養重點

1 義大利麵以白酒、橄欖油組合較其他白醬、青醬、紅醬的熱量低。
2 生菜沙拉別忘了搭配水果，提供維生素 B 群、葉酸、類胡蘿蔔素等等。
3 豐富天然顏色蔬果提供豐富營養元素。

白酒蛤蜊義大利麵

材料
乾義大利麵 20 克、蛤蜊 5 個、
蒜仁 2 瓣、九層塔少許、
大骨湯酌量、橄欖油 5cc

調味料
白酒 10cc、鹽 2 克

作法
1 蒜仁切末、九層塔切碎，備用。
2 義大利麵放入冷水中浸泡，泡時
　盡量讓麵條散開，以免黏成一團。
3 煮一鍋滾水，將泡軟的義大利麵
　放入滾水煮軟後撈出，備用。
4 鍋子裡倒入橄欖油加熱，再放入
　蒜末炒至有蒜香味，加入蛤蜊、
　白酒、大骨湯，煮至蛤蜊打開後，
　熄火，拌入義大利麵及鹽。
5 灑上九層塔即可。

蔬果冷沙拉

材料
大番茄 1/2 顆、蘿美生菜 50 克、
小黃瓜 20 克、甜菜根 10 克、木瓜
50 克、哈密瓜 50 克

調味料
和風醬適量

作法
1 全部材料洗淨。美生菜撕成小片，
　甜菜根去皮後切小條狀，小黃瓜
　切片，大番茄切大角，木瓜及哈
　密瓜切丁。
2 全部材料拌勻，淋上和風醬即可。

烹調小提醒

義大利麵煮之前，先泡水至軟，可以縮短煮的時間。

217

蛋白質（克）	脂肪（克）	醣類（克）	熱量（卡）
18	12.5	55	405

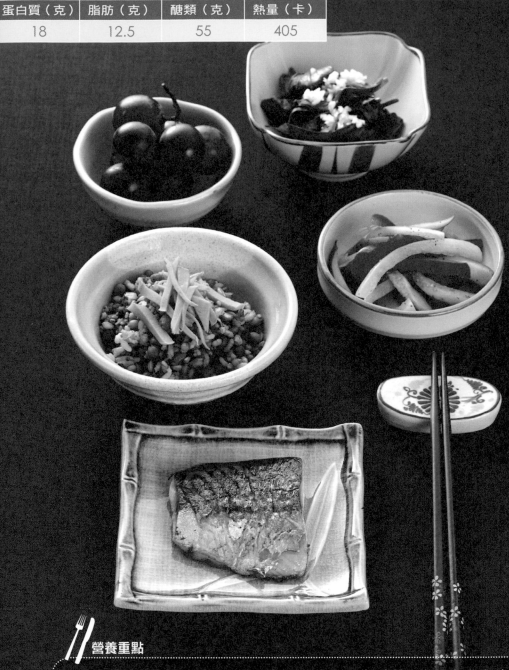

營養重點

1 術後體重維持期，進食食物份量少，食物更應重質，米飯為主食時，選擇雜糧多穀類較高的必需不飽和脂肪酸，鈣、鎂、鋅等礦物質及較為豐富的纖維。

2 維持體重，主菜的選擇，魚類更優於肉類飽和脂肪較低，ω-3 含量較豐，烹調得宜，熱量通常也較少，鯖魚的 w-3 含量可說是魚類中的國王，具抗發炎反應及降低血中性脂肪效果。

南瓜五穀飯

材料

五穀米 0.25 杯（糙米、小麥、胚芽、薏仁、黑米、薏仁等）、南瓜 20 克

作法

1 五穀米洗淨，浸泡備用。

2 南瓜洗淨不去皮、直接刨絲，和五穀米一起放電鍋煮，外鍋放 0.7 杯水，煮熟後，略悶一下更好吃。

鹽烤鯖魚

材料

新鮮鯖魚 100 克、檸檬 1/4 片

調味料

鹽適量

作法

1 新鮮鯖魚洗淨，抹上少許鹽巴。

2 烤箱預熱 200 度，放入鯖魚，烤約 10 分鐘。

3 食用時，滴上新鮮檸檬汁即可。

涼拌彩椒

材料

紅椒 1/4 顆、黃椒 1/4 顆、小黃瓜 1/4 條

調味料　梅子粉適量

作法

1 彩椒洗淨、去蒂、去籽及內部的白膜後，切條狀。

2 小黃瓜洗淨，切細條。

3 全部材料與梅子粉一起拌勻即可。

蒜香地瓜葉

材料

地瓜葉 1 把、蒜仁 2 瓣、橄欖油 3cc

調味料

醬油 2cc

作法

1 蒜仁切末，備用。

2 地瓜葉洗淨，滾水燙熟、瀝乾後盛盤，均勻灑上蒜末。

3 橄欖油爆香，加一點水及醬油拌勻，淋於蒜末及地瓜葉上即可。

烹調
小提醒

用油煎鯖魚也很美味，煎魚前，魚身要擦乾，避免爆油；鍋熱後，抹上薄薄一層油，煎至邊緣翹起、微焦再翻面續煎。煎時，不要一直翻面，以免魚肉碎掉。

蛋白質（克）	脂肪（克）	醣類（克）	熱量（卡）
7.5	4.5	16	135

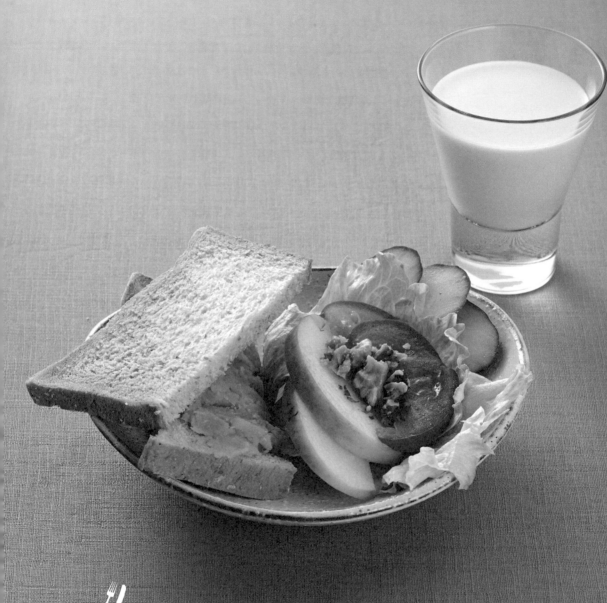

營養重點

1 蒸熟的地瓜、南瓜泥取代果醬，風味香甜不膩、口感綿密，最主要是熱量少，且營養價值高，β-胡蘿蔔素、B群、水溶性纖維、寡糖、鐵質豐富，很適合減重手術後的食物選擇。

2 減重術後及維持體重的飲食，建議儘量減少調味上的油脂使用，脂肪酸來源可以用堅果類取代。

蔬食三明治

材料
全麥薄片吐司 1 片、地瓜 30 克、蘋果 30 克、番茄 20 克、小黃瓜 20 克、碎核桃適量

作法
1 地瓜洗淨、蒸熟後去皮，壓成泥。
2 蘋果（不削皮）、番茄、小黃瓜洗淨，切片備用；核桃放於塑膠袋內敲碎。
3 吐司抹上地瓜泥，灑上碎核桃，擺上蘋果片、番茄、小黃瓜即可。

低脂牛奶

材料
低脂牛奶 150cc

烹調
小技巧

地瓜可以洗淨、削皮後再蒸；碎核桃也可以用杏仁片代替。

蛋白質（克）	脂肪（克）	醣類（克）	熱量（卡）
14.5	8.5	47.5	325

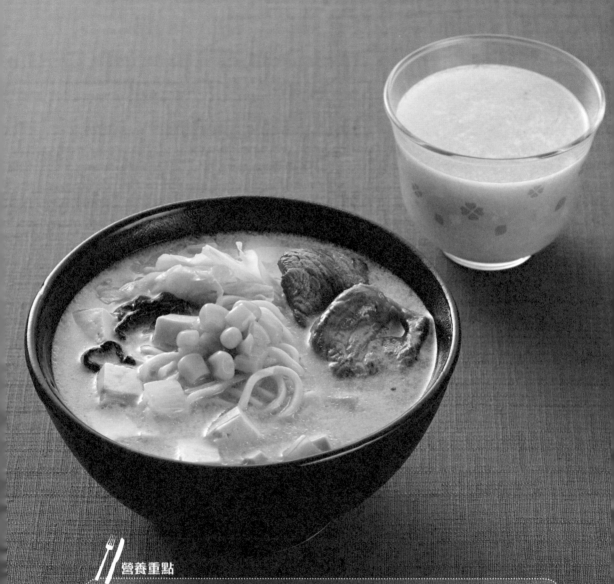

╫ 營養重點

1 外食的技巧上選擇湯麵較選擇乾麵為佳，記得先撈去湯麵上的浮油，小小動作輕易撈去 200 ～ 300 大卡熱量。

2 鳳梨、芭樂、香蕉都是高纖維、維生素 C、鉀等營養含量都很豐富的水果，對預防心血管疾病大有助益；現打果汁別去渣，市售現打果汁記得不額外加糖，不建議市售罐狀含糖還原果汁。

3 豆製品也是優質蛋白質，可取代部分肉類。

DAY
2

828
(卡/天)

午餐／
【野菜拉麵】
【綜合果汁】

野菜拉麵

材料
日式拉麵 150 克、玉米粒 20 克、海帶芽 5 克、高麗菜 50 克、洋蔥 10 克、豆腐 1/3 塊、滷肉片 1 片、大骨湯適量

調味料
鹽適量

作法

1 洋蔥去皮切丁，豆腐切小丁，高麗菜洗淨、撕成小片。

2 大骨湯加熱，依序放入高麗菜、洋蔥丁、豆腐丁、拉麵、海帶芽煮熟，再酌量調味即可。

綜合果汁

材料
鳳梨 50 克、芭樂 50 克、香蕉 1/3 根

作法
全部材料洗淨、切小塊後，一起放入果汁機攪打成汁即可。

烹調小技巧

作麵湯用的大骨湯可以直接到麵店購買熬好的大骨湯。豆腐切丁、切大塊都可以，視個人喜好決定。

蛋白質（克）	脂肪（克）	醣類（克）	熱量（卡）
12.5	7.5	50	368

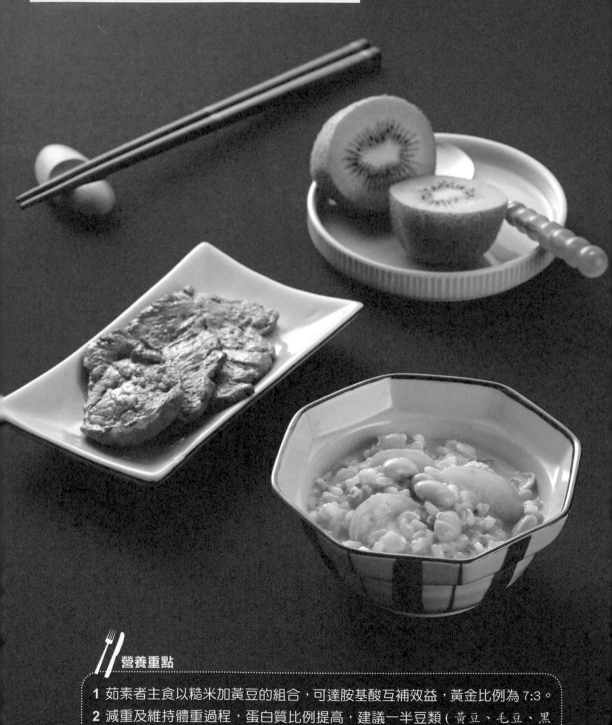

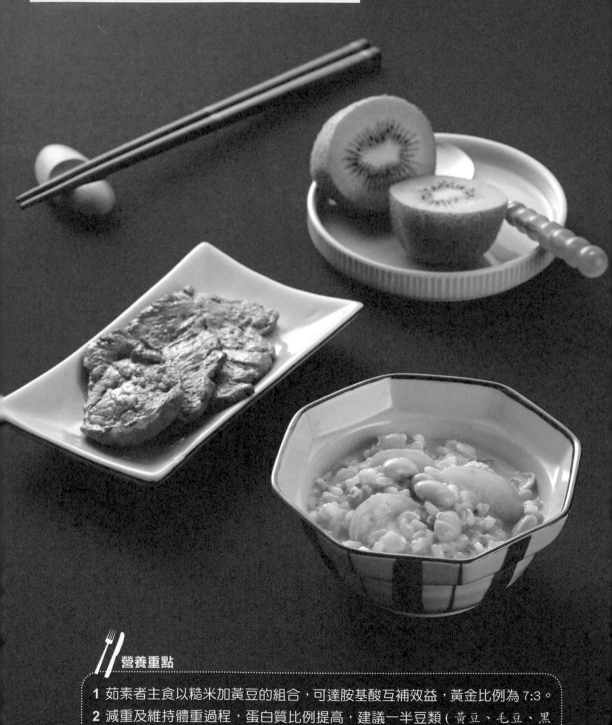 **營養重點**

1 茹素者主食以糙米加黃豆的組合，可達胺基酸互補效益，黃金比例為 7:3。

2 減重及維持體重過程，蛋白質比例提高，建議一半豆類（黃豆、毛豆、黑豆等）取代一半肉類。

絲瓜燉黃豆飯

材料
黃豆 10 克、糙米 20 克、絲瓜 1/4 條

調味料
鹽少許

作法

1 黃豆、糙米一起洗淨，以清水浸泡，備用。

2 絲瓜洗淨去皮、切薄片，平鋪在黃豆、糙米上面。

3 全部材料放入電鍋，內鍋放 0.5 杯水，外鍋放 0.7 杯水蒸煮。

4 煮熟後，加入鹽拌勻即可。

烤肉片

材料
里肌肉片 50 克

醃肉料
蒜頭、糖、醬油各少量

作法

1 蒜頭切碎；肉片加入醃肉料浸泡約 20 分鐘。

2 將醃好的肉片放入預熱至 200 度的烤箱，烤 3 分鐘即可。

奇異果

材料
奇異果 1 顆

美味
小技巧

以牛奶取代清水，與黃豆、糙米一起蒸煮，燉飯會更美味、香醇。

烹調
小提醒

如無烤箱，也可以用油煎肉片；鍋子加熱後，以廚房紙巾沾油在鍋底抹上薄薄一層，放入肉片，煎至邊緣翹起再翻面，待肉片微焦即可。

蛋白質（克）	脂肪（克）	醣類（克）	熱量（卡）
11	4	30	200

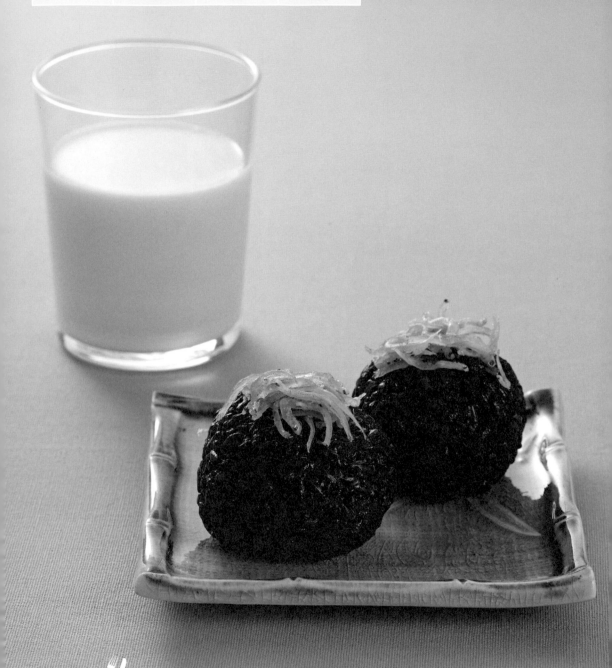

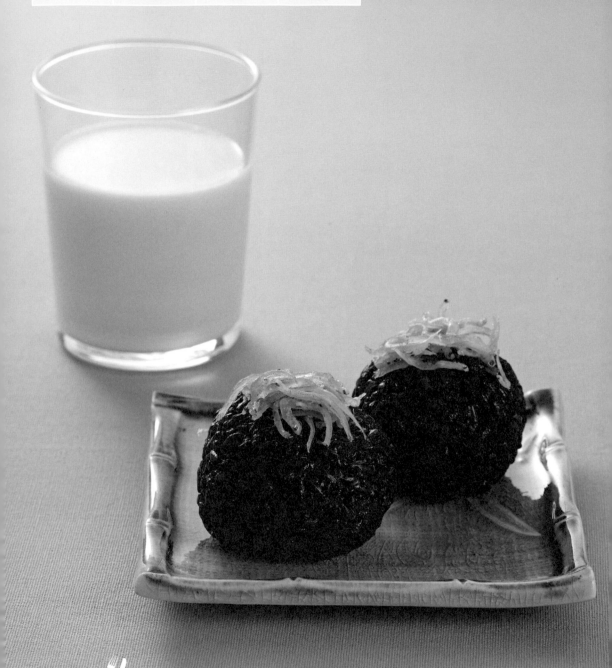 營養重點

1 足夠鈣質攝取也是術後重要的功課之一，除了奶類以外，魩仔魚、豆漿幾乎是最好的選擇了。

避免復胖三餐飲食 (3日示範)

小魚飯

材料

魩仔魚 1 匙、蒜頭 2 顆、柴魚片少許、紫米飯 1/2 碗

作法

1 魩仔魚、蒜頭平鋪於鍋子，以小火慢炒，不需用油，也不需調味料。
2 紫米飯平鋪於塑膠袋內，放入魩仔魚、柴魚片，包起來捏成橢圓形即可。

豆漿

材料

豆漿 150cc

美味
小技巧

以市售香鬆取代魩仔魚、柴魚片，製作更方便。

227

蛋白質（克）	脂肪（克）	醣類（克）	熱量（卡）
9.3	3.5	46.5	255

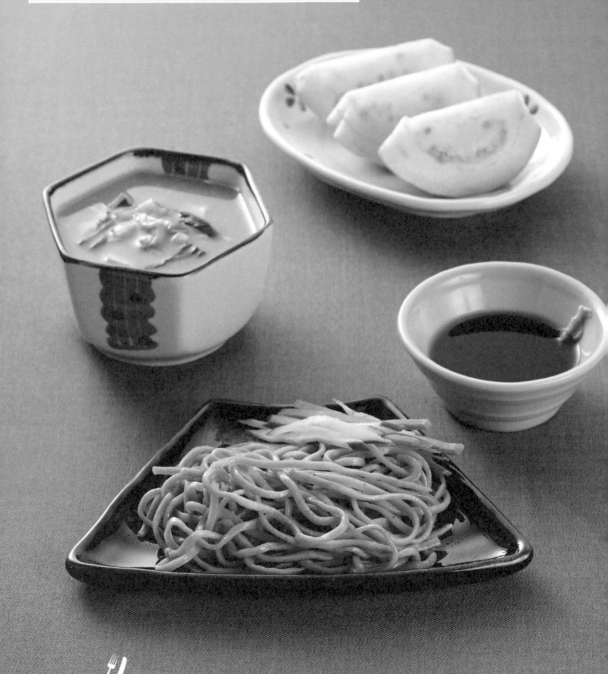

營養重點

醬油類涼麵醬幾乎沒有熱量，芝麻、豆瓣、花生醬類熱量通常很可觀，外食族要小心。

蕎麥涼麵

材料
蕎麥麵條 150 克、紅蘿蔔絲 20 克、
小黃瓜絲 10 克

調味料
柴魚醬油、芥末醬各適量

作法
1 蕎麥麵條煮熟,放冰塊水漂涼、
　瀝乾後,盛盤。
2 紅蘿蔔絲、小黃瓜絲鋪在麵條上。
3 依個人口味,將柴魚醬油與芥末
　醬混合,淋在麵條上即可。

味噌湯

材料
豆腐 1/3 盒、蔥花少許、味噌 1 匙、
昆布及魚骨酌量

作法
1 魚骨汆燙後,與昆布一起放入鍋
　中,加水熬煮成高湯。
2 豆腐切小丁,放入高湯中。
3 加入味噌並攪拌均勻,熄火後加
　入蔥花即可。

芭樂

材料
芭樂 1/3 顆

美味
小提醒

涼麵若能使用蒟蒻絲取代部分麵條,口感更佳,熱量更低。

烹調
小提醒

味噌不容易散開,可以先取另一個碗,加入熱水與味噌,調散後再加入
湯裡;或是取一個篩網及一根湯匙,將味噌來回刮入鍋中。

蛋白質（克）	脂肪（克）	醣類（克）	熱量（卡）
18.5	5	62.5	369

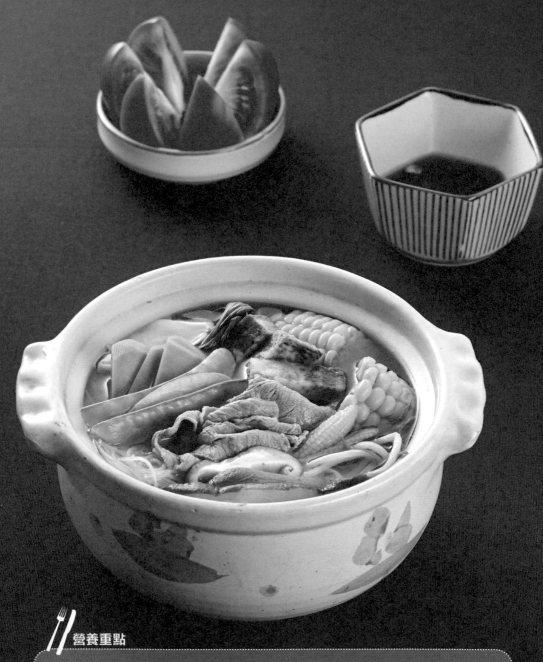

🍴 營養重點

1 火鍋其實是減重一族的好朋友，只要慎選新鮮食材及沾醬，火鍋可以吃得又飽又低熱量。

2 蔬菜多樣且多量、肉類少油花、海鮮很不錯、餃類儘量少。

火鍋冬粉

材料

芋頭塊 30 克、玉米塊 20 克、南瓜塊 30 克、高麗菜 50 克、大白菜 30 克、
豆芽 40 克、豌豆莢 20 克、黑木耳 30 克、玉米筍 15 克、新鮮香菇 20 克、
青江菜 50 克、牛肉片 30 克、冬粉 1/2 把

作法

1 全部材料洗淨。高麗菜、大白菜、黑木耳撕小片；青江菜去根；豌豆夾兩
  側去筋；香菇切片；玉米筍對切。

2 鍋裡加入適量清水，分別加入食材。

3 湯滾後，再放入冬粉，稍滾一下即可。

火鍋沾醬

材料
柳橙汁 50cc、醬油膏 5cc、蒜頭 2 顆

作法

1 蒜頭切末，備用。

2 全部材料混合均勻即可。

番茄

材料
大番茄 1 顆

財團法人代謝暨微創基金會成立始末

◎ 林明燦

　　生命無價、健康至上，一直是我們行醫的使命。身為腸胃道外科醫師，每天都面對許許多多癌症病患，大部分的癌症病患都是中壯年人，是家庭的重要支柱，也是社會、國家成長進步的火車頭，然而，癌症病患初期大都沒有明顯症狀，延誤治療黃金時期，當真正診斷確診時，往往都是末期癌症，治療成績相對初期病患來得較差。針對癌症病患的治療，外科醫師需要藉由手術方式把癌細胞徹底切除乾淨，但是對於末期癌症病患，常常已經有遠端器官轉移或是局部癌細胞侵犯嚴重，即使外科醫師具有十八般武藝，也無法派上用場，這對於病患本身、家屬、醫護團隊而言，都是一個殘酷事實和嚴重打擊。

　　另一方面，對於可以接受手術治療的患者，術前常常因為癌症細胞導致免疫系統不佳、相關腸胃道不舒服症狀或營養不良的現象，造成術後發生併發症或恢復不順利的情形；此外，從前腹部腫瘤手術採用傳統大開腹的傷口方式進行，因為大傷口增加傷口疼痛和感染的機會，阻礙病患術後恢復的速度，現今外科的開刀原則已經從傳統的「大手術、大傷口」，演進到現今的小傷口為主的微創手術，幫助病患加速術後復原及減緩傷口疼痛，利用微創手術方式讓手術本身造成身體傷害的影響降到最低，達到最佳的疾病治療成效。

根據衛生署每年所發表的國人十大死因中，癌症一直是第一位死因，而其他常見的死因有一半以上都與代謝相關疾病有關。不管是營養過剩的糖尿病、高血壓、高血脂、心臟病、中風等代謝性疾病，或是腸胃道手術後及癌症、重症病人的營養缺少狀態，都與代謝息息相關。代謝相關疾病不管是營養過多（肥胖）、營養不良或是癌症的發生，都和飲食習慣有相關聯；傳統上我們都有食補的觀念，但是如何才能吃得健康、吃得安全，卻隨著時代的進步和科學的進展，這個願望似乎離我們越來越遠，看到許多黑心食品危害國人健康的報導，都讓我深思如何把健康的飲食觀念和科學性研究成果推廣給民眾知道，尤其腫瘤病患在接受手術、化療或電療後，身體往往受到一定程度的影響，食慾不佳且身體不適，更需要藉由食物的補充獲取熱量和營養素來幫助身體細胞重新復原。

　　上述諸多問題，以往都是散布在各個醫學分科領域，欠缺有效的整合醫療服務，如果可以將代謝相關問題做一個宏觀的醫療整合，外加代謝暨微創相關之臨床照護及研究，對於人類的健康必定有很大的助益，然而，研究經費的籌措困難、人才的培養也不易，如何匯集人力、物力共同為代謝疾病及微創手術之發展，一直苦思不知如何是好。直到 2011 年，我敬重的一位外科前輩，因為罹癌在台大醫院接受微創手術治療，讓他的術後恢復良好，深感台灣的手術技術其實是世界一流水準，應該要藉由成立基金會的方式把這些技術更加推廣，讓台灣其他民眾甚至世界其他國家的病患，有機會接受微創手術的治療，這些鼓勵讓我們頓時了解，外科醫師應該要走出開刀房，跳脫學術象牙塔，因為一個人的力量和時間畢竟有

限，開刀能夠拯救的病患只佔少數；而財團法人代謝暨微創基金會
（Metabolic and Mini-Invasive Surgery Foundation）的成立，彙整社
會資源，藉由出版代謝暨微創醫學相關著作、辦理教育宣導活動、
及補助弱勢族群微創手術醫療所需等，來增加民眾對於代謝疾病及
微創相關知識的了解，提升代謝暨微創相關之臨床照護及研究，治
癒代謝疾患，推廣微創科技，捍衛國人健康。期待社會上更多的有
志之士和愛心人士共襄盛舉，一起為根除代謝相關疾病和癌症防治
工作而努力。

（本文作者為代謝暨微創基金會董事長、台大醫院副院長）

財團法人代謝暨微創基金會 捐助章程

民國 100 年 4 月 22 日訂定

第一條

本財團法人定名為財團法人代謝暨微創基金會（以下簡稱為本會），正式英文譯名為 Metabolic and Mini-Invasive Surgery Foundation。

第二條

本會以促進代謝暨微創醫學教育及研究之發展，扶助醫學相關人員之再進修與訓練，並促進國內外醫學交流，以提高醫療水準為目的。

第三條　本會業務範圍如下：

一、進行或獎（補）助與代謝暨微創醫學有關之學術研究。

二、辦理或補助醫事人員參與代謝暨微創醫學相關之教育訓練或學術活動。

三、補助出版與代謝暨微創醫學有關之著作。

四、辦理代謝暨微創醫學之教育宣導活動。

五、補助弱勢族群進行代謝暨微創醫療所需之費用。

財團法人代謝暨微創基金會

地址：台北市中山南路七號臺大醫院研究大樓九樓 47 室

電話：02-23123456 ext 65732

郵局劃撥帳號：50197901

Dr.Me健康系列HD0148

甩油減糖健康不復胖診治&飲食全書

總 策 劃 林明燦
作　　者 楊博仁、李佩玲、林明澤、戴浩志、鄭金寶、賴聖如
選　　書 林小鈴
企劃編輯 張棠紅

行銷企劃 洪沛澤
行銷副理 王維君
業務經理 羅越華
副總編輯 潘玉女
總 編 輯 林小鈴
發 行 人 何飛鵬
出　　版 原水文化
　　　　 台北市民生東路二段141號8樓
　　　　 電話：02-2500-7008　傳真：02-2502-7676
　　　　 網址：http://citeh2o.pixnet.net/blog E-mail：H2O@cite.com.tw
發　　行 英屬蓋曼群島商家庭傳媒股份有限公司城邦分公司
　　　　 台北市中山區民生東路二段141號2樓
　　　　 書虫客服服務專線：02-25007718；25007719
　　　　 24小時傳真專線：02-25001990；25001991
　　　　 服務時間：週一至週五9:30～12:00；13:30～17:00
讀者服務信箱E-mail：service@readingclub.com.tw
劃撥帳號 19863813；戶名：書虫股份有限公司
香港發行 香港灣仔駱克道193號東超商業中心1樓
　　　　 電話：852-25086231　傳真：852-25789337
　　　　 電郵：hkcite@biznetvigator.com
馬新發行 城邦（馬新）出版集團
　　　　 41, Jalan Radin Anum, Bandar Baru Sri Petaling,
　　　　 57000 Kuala Lumpur, Malaysia.
　　　　 電話：603-905-78822　傳真：603- 905-76622
　　　　 電郵：cite@cite.com.my

城邦讀書花園
www.cite.com.tw

封面設計 劉麗雪
內頁設計 Jamie
內頁插畫 盧宏烈
攝　　影 徐榕志
印　　刷 科億資訊科技有限公司
初版一刷 2015年8月4日
定　　價 380元
Ｉ Ｓ Ｂ Ｎ 978-986-5853-75-4
有著作權・翻印必究（缺頁或破損請寄回更換）

國家圖書館出版品預行編目資料

甩油減糖健康不復胖診治&飲食全書 / 林明燦總策
劃・楊博仁等合著. -- 初版. -- 臺北市：原水文化
出版：家庭傳媒城邦分公司發行, 2015.08
面；　公分. -- (Dr.Me系列；148)
ISBN 978-986-5853-75-4(平裝)
1.減重 2.塑身

411.94　　　　　　　　　　　　　104012366

HD0148

甩油減糖
健康不復胖
診治&飲食全書

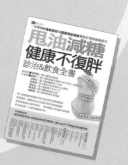

104 台北市民生東路二段141號8樓

尖端出版集團 城邦文化事業股份

請沿虛線對折裝訂寄回，謝謝！

讀者回函

親愛的讀者你好：

　　為了讓我們更了解你們對本書的想法，請務必幫忙填寫以下的意見表，好讓我們能針對各位的意見及問題，做出有效的回應。

　　填好意見表之後，你可以剪下或是影印下來，寄到台北市民生東路二段141號8樓，或是傳真到02-2502-7676。若有任何建議，也可上原水部落格 http://citeh2o.pixnet.net留言。

本社對您的基本資料將予以保密，敬請放心填寫。

姓名：＿＿＿＿＿＿＿＿　　性別：　　□女　　□男

電話：＿＿＿＿＿＿＿＿　　傳真：＿＿＿＿＿＿＿＿

E-mail：＿＿＿＿＿＿＿＿＿＿＿＿＿＿＿＿＿＿

聯絡地址：＿＿＿＿＿＿＿＿＿＿＿＿＿＿＿＿＿

服務單位：

年齡： □18歲以下　□18~25歲　□26~30歲　□31~35歲　□36~40歲　□41~45歲　□46~50歲　□51歲以上

學歷： □國小　□國中　□高中職　□大專/大學　□碩士　□博士

職業： □學生　□軍公教　□製造業　□營造業　□服務業　□金融貿易　□資訊業　□自由業　□其他＿＿＿＿＿＿

個人年收入： □24萬以下　□25~30萬　□31~36萬　□37~42萬　□43~48萬　□49~54萬　□55~60萬　□61~84萬　□85~100萬　□100萬以上

購書地點： □便利商店　□書店　□其他＿＿＿＿＿＿

購書資訊來源： □逛書店／便利商店　□報章雜誌／書籍介紹　□親友介紹　□透過網際網路　□其他＿＿＿＿＿＿

其他希望得知的資訊：（可複選）
□男性健康　□女性健康　□兒童健康　□成人慢性病　□家庭醫藥　□傳統醫學　□有益身心的運動　□有益身心的食物　□美體、美髮、美膚　□情緒壓力紓解　□其他＿＿＿＿＿＿

你對本書的整體意見：

請沿虛線剪下後對摺裝訂寄回，謝謝！